Versorgung von Schwerverletzten im Schockraum

Margot Dietz-Wittstock · Michael Kegel
(Hrsg.)

Versorgung von Schwerverletzten im Schockraum

Kursbuch für Pflegekräfte

2., überarbeitete und aktualisierte Auflage

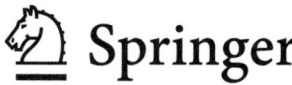

Hrsg.
Margot Dietz-Wittstock
Flensburg, Deutschland

Michael Kegel
FWB Notfallpflege
Klinikum Links der Weser
Bremen, Deutschland

ISBN 978-3-662-71122-4   ISBN 978-3-662-71123-1   (eBook)
https://doi.org/10.1007/978-3-662-71123-1

Die Deutsche Nationalbibliothek verzeichnet diese Publikation in der Deutschen Nationalbibliografie; detaillierte bibliografische Daten sind im Internet über https://portal.dnb.de abrufbar.

© Der/die Herausgeber bzw. der/die Autor(en), exklusiv lizenziert an Springer-Verlag GmbH, DE, ein Teil von Springer Nature 2022, 2025

Das Werk einschließlich aller seiner Teile ist urheberrechtlich geschützt. Jede Verwertung, die nicht ausdrücklich vom Urheberrechtsgesetz zugelassen ist, bedarf der vorherigen Zustimmung des Verlags. Das gilt insbesondere für Vervielfältigungen, Bearbeitungen, Übersetzungen, Mikroverfilmungen und die Einspeicherung und Verarbeitung in elektronischen Systemen.
Die Wiedergabe von allgemein beschreibenden Bezeichnungen, Marken, Unternehmensnamen etc. in diesem Werk bedeutet nicht, dass diese frei durch jede Person benutzt werden dürfen. Die Berechtigung zur Benutzung unterliegt, auch ohne gesonderten Hinweis hierzu, den Regeln des Markenrechts. Die Rechte des/der jeweiligen Zeicheninhaber*in sind zu beachten.
Der Verlag, die Autor*innen und die Herausgeber*innen gehen davon aus, dass die Angaben und Informationen in diesem Werk zum Zeitpunkt der Veröffentlichung vollständig und korrekt sind. Weder der Verlag noch die Autor*innen oder die Herausgeber*innen übernehmen, ausdrücklich oder implizit, Gewähr für den Inhalt des Werkes, etwaige Fehler oder Äußerungen. Der Verlag bleibt im Hinblick auf geografische Zuordnungen und Gebietsbezeichnungen in veröffentlichten Karten und Institutionsadressen neutral.

Springer ist ein Imprint der eingetragenen Gesellschaft Springer-Verlag GmbH, DE und ist ein Teil von Springer Nature.
Die Anschrift der Gesellschaft ist: Heidelberger Platz 3, 14197 Berlin, Germany

Wenn Sie dieses Produkt entsorgen, geben Sie das Papier bitte zum Recycling.

Vorwort

Das schwere Trauma stellt nach wie vor eine häufige Todesursache in Deutschland dar. Durch eine strukturierte und zielstrebige Versorgung kann die Überlebenswahrscheinlichkeit von schwerverletzten Menschen deutlich verbessert werden.

Auf Grundlage aktueller wissenschaftlicher Publikationen und den Leitlinienempfehlungen der AWMF-Fachgesellschaften stellen wir in diesem Werk insbesondere die pflegerelevanten Aspekte in der klinischen Akutversorgung von Traumapatienten dar. Neben der Vorbereitung auf das praxisorientierte Kursformat zum Schwerverletztenmanagement in der Klinik (SIK) möchten wir Ihnen aber auch ein Lern- und Nachschlagewerk zur Versorgung dieser Patientengruppe an die Hand geben.

SIK ist ein auf die deutschen Verhältnisse abgestimmtes Konzept für Pflegekräfte. Der Kurs schult die systematische, professionelle und teamorientierte Arbeit in der klinischen Schwerverletztenversorgung auf der Grundlage anerkannter Kurskonzepte wie ATLS®, ATCN®, PHTLS®, ITLS® und TraumaManagement®.

Um die bestmögliche Versorgung von schwerverletzten Patienten durch ein hochprofessionelles Team im Schockraum zu sichern, werden die Notfallpflegekräfte durch den SIK-Kurs systematisch geschult und trainiert.

Hierdurch wird die Rolle der Pflegefachkraft als wichtiges Teammitglied im Schockraum gefestigt.

Das Kurskonzept beinhaltet eine vorbereitende Vertiefung des theoretischen Wissens mittels dieses Kursbuches sowie den Transfer der Theorie in die Praxis durch Übungsstationen und Fallbeispiele während des Kurses.

Wir wünschen Ihnen einen guten Lernverlauf und viel Spaß beim Lesen dieses Buches.

Die Herausgeber
Margot Dietz-Wittstock
Michael Kegel

Inhaltsverzeichnis

1 Kinematik, Verletzungsmuster und Anmeldung 1
Margot Dietz-Wittstock
   1.1   Kinematik... 1
   1.2   Anmeldung.. 3
          1.2.1   Reflexionsfragen................................. 4
   Literatur... 4

2 Vorbereitung, Übergabe, Ablauf der Schockraumversorgung 7
Margot Dietz-Wittstock und Michael Kegel
   2.1   Vorbereitung des Schockraumes 8
   2.2   Übergabe 8
          2.2.1   Angst... 13
          2.2.2   Schmerz....................................... 13
   2.3   Reflexionsfragen 14
   Literatur... 14

3 Erstbeurteilung (Primary Survey) und Versorgung................. 17
Michael Kegel und Margot Dietz-Wittstock
   3.1   Schrittweises Vorgehen in der ersten Schockraumphase
         (Primary Survey) 17
   3.2   Reflexionsfragen 21
   Literatur... 21

**4 Zweite Schockraumphase (Secondary Survey) und Zuführung
zur definitiven Versorgung** 23
Michael Kegel und Margot Dietz-Wittstock
   4.1   Schrittweises Vorgehen in der zweiten Schockraumphase
         (Secondary Survey) 23
   4.2   Reflexionsfragen 27
   Literatur... 27

5 CRM im Traumateam.. 29
Margot Dietz-Wittstock und Florian Wartenberg
   5.1   Grundlagen der Kommunikation im Team.................... 30
          5.1.1   Briefing und Debriefing 30
          5.1.2   Closed Loop Communication........................ 32

	5.2	CRM-Prinzipien „10 für 10", „Team-Time-Out", FORDEC	33
	5.3	Reflexionsfragen	35
	Literatur		36

6 Airway und Breathing (HWS-Immobilisation), Störungen der Atemwege und der Atmung 37
Florian Wartenberg und Michael Kegel

	6.1	HWS-Immobilisation	37
	6.2	Atemwegsstörungen	39
	6.3	Maßnahmen zur Atemwegssicherung und Beatmung	40
		6.3.1 Oropharyngealtubus/Guedel-Tubus	41
		6.3.2 Nasopharyngealtubus/Wendel-Tubus	42
		6.3.3 Beutel-Masken-Beatmung	43
		6.3.4 Endotracheale Intubation	44
		6.3.5 CO_2-Messung (kolorimetrisch und Kapnografie/-metrie)	48
	6.4	Der schwierige Atemweg	49
		6.4.1 Larynxmaske (LMA)	50
		6.4.2 Larynxtubus (LT)	51
		6.4.3 Videolaryngoskop (Glidescope, C-Mac, D-Blade, Bronchoskop)	52
		6.4.4 Koniotomie	52
		6.4.5 Erbrechen und Aspiration	53
	6.5	Besondere Patientengruppen	53
		6.5.1 Adipöse Patienten	54
		6.5.2 Patienten nach Inhalationstrauma	55
	6.6	Aufrechterhaltung der Narkose	55
	6.7	Thoraxtrauma	56
		6.7.1 Lungenkontusion	56
		6.7.2 Pneumothorax	56
		6.7.3 Spannungspneumothorax	56
		6.7.4 Benötigtes Material	58
		6.7.5 Vorbereitung und Durchführung	58
	6.8	Massiver Hämatothorax	59
	6.9	Reflexionsfragen	60
	Literatur		60

7 Circulation, Störungen des Herz-Kreislauf-Systems 63
Michael Kegel

	7.1	Schock	63
		7.1.1 Pathomechanismus	64
		7.1.2 Hämorrhagischer Schock	65
		7.1.3 Besondere Patientengruppen	76
		7.1.4 Weitere Schockformen	76
	7.2	Reflexionsfragen	79
	Literatur		79

8	**Reanimation beim traumatisierten Patienten**	81
	Oskar Graap	
	8.1 Inzidenz	81
	8.2 Ursachen des traumatischen Herz-Kreislauf-Stillstands	82
	8.3 Therapie des traumatisch bedingten Herz-Kreislauf-Stillstands	84
	8.4 Maximalinvasive Notfalltechniken im Rahmen der Reanimation traumatologischer Patienten	86
	8.5 Return of Spontaneous Circulation (ROSC)	88
	8.6 Einstellung von Reanimationsmaßnahmen	89
	8.7 Reflexionsfragen	90
	Literatur	90
9	**Verletzung des Bewegungsapparates**	93
	Michael Kegel	
	9.1 Becken- und Extremitätentrauma	93
	9.2 Kompartmentsyndrom	96
	9.3 Traumatische Rhabdomyolyse (Crush-Syndrom)	97
	9.4 Reflexionsfragen	98
	Literatur	98
10	**Disability und Exposure**	101
	Kirsten Kablau	
	10.1 Schädel-Hirn-Trauma	101
	10.1.1 Anatomie	101
	10.1.2 Physiologie	102
	10.1.3 Intrakranielle Verletzungen	104
	10.1.4 Frakturen	105
	10.1.5 weiter mögliche Verletzungen-Kopfschwartenverletzung	106
	10.1.6 Einklemmungssyndrom (Herniation)	106
	10.2 Neurologische Untersuchung und Klassifikation	107
	10.2.1 Glasgow Coma Scale	107
	10.2.2 Einteilung	108
	10.2.3 Maßnahmen	108
	10.2.4 Computertomografie (CT)	110
	10.2.5 Monitoring	110
	10.3 Verletzungen der Wirbelsäule und des Rückenmarks	110
	10.3.1 Anatomie	111
	10.3.2 Untersuchung und Beurteilung von Wirbelsäulen- und Rückenmarkverletzung	112
	10.3.3 Neurogener versus spinaler Schock	113
	10.3.4 Querschnitt	113
	10.3.5 Maßnahmen	114

10.4	Log-Roll-Manöver		116
10.5	Reflexionsfragen.		116
Literatur.			116

11 Besondere Patientengruppen 119
Michael Kegel, Kirsten Kablau und Margot Dietz-Wittstock

11.1	Patienten mit thermischen Verletzungen.		119
	11.1.1	Verbrennungen	119
	11.1.2	Erste Schockraumphase	121
	11.1.3	Erfrierungen	124
	11.1.4	Reflexionsfragen.	127
11.2	Der ältere Patient		127
	11.2.1	Verletzungsarten und -muster.	128
	11.2.2	Atemwegsmanagement und Stabilisierung der Halswirbelsäule (HWS)	129
	11.2.3	Beatmung und Ventilation	129
	11.2.4	Kreislauf.	129
	11.2.5	Neurologischer Status: Schädel-Hirn-Trauma und Rückenmarksverletzung	130
	11.2.6	Entkleiden und Temperaturkontrolle	130
	11.2.7	Reflexionsfragen.	131
11.3	Schwangere Patientinnen		131
	11.3.1	Veränderungen in der Schwangerschaft	131
	11.3.2	Grundsätze der Behandlung	132
	11.3.3	Vena-cava-Kompressionssyndrom	132
	11.3.4	Reflexionsfragen.	133
11.4	Jüngere Patienten (Kinder und Säuglinge).		133
	11.4.1	Unterschiede in Anatomie, Physiologie und Versorgung im Vergleich zum erwachsenen Traumapatienten	136
	11.4.2	Vorbereitungen	139
	11.4.3	Lagerung.	139
	11.4.4	Ablauf der Schockraumversorgung	139
	11.4.5	Schmerzmanagement bei pädiatrischen Traumapatienten	140
	11.4.6	Kinder und ihre Bezugspersonen	140
	11.4.7	Kindesmisshandlung.	141
	11.4.8	Der Tod eines Kindes	143
	11.4.9	Reflexionsfragen.	143
Literatur.			144

Stichwortverzeichnis. 147

Über die Herausgeber

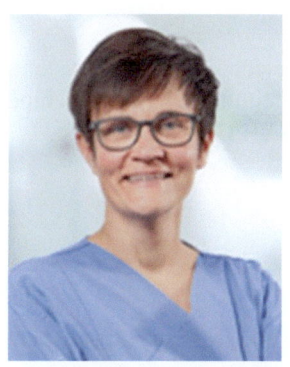

Margot Dietz-Wittstock M.Sc. Fachkrankenschwester Notfallpflege (DKG), RA (Rettungsassistentin), Dozentin für Notfallpflege und Notfallmedizin, Managerin Klinische Notfall- und Akutmedizin, Auditorin, beratendes Vorstandsmitglied der DGINA, Bereichsleitung ZNA/AS Diako Flensburg

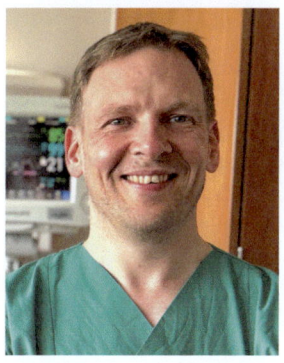

Michael Kegel M.A. Fachkrankenpfleger für Intensivpflege und Anästhesie, Praxisanleiter, Lehrrettungsassistent, Pflegepädagoge und Erwachsenenbildner, Sprecher der DGINA AG Notfallpflege und der Landesgruppe Bremen, Leiter der Fachweiterbildung für Notfallpflege in Bremen

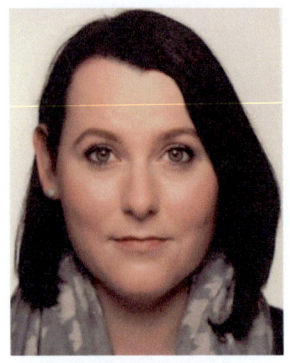

Kirsten Kablau Fachkrankenschwester für Notfallpflege (DKG), Praxisanleiterin, Notfallsanitäterin, ZNA/AS Diako Flensburg

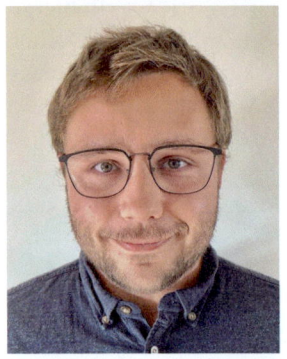

Oskar Graap Anästhesietechnischer Assistent, Rettungsassistent, stv. Teamleitung der Notaufnahme und Aufnahmestation am UKSH Campus Lübeck

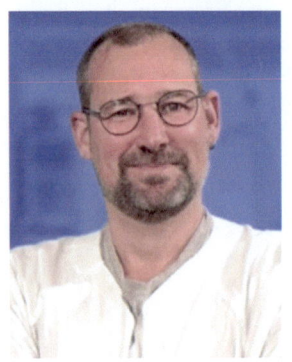

Florian Wartenberg Fachkrankenpfleger für Intensivpflege und Anästhesie, Praxisanleiter, Simulationsinstruktor (InPASS, M. Rall, Tübingen), Notfalltrainer im Bildungszentrum für Berufe im Gesundheitswesen am WKK Heide

Abkürzungsverzeichnis

ATCN	Advanced Trauma Care for Nurses
ATLS	Advanced Trauma Life Support
BCVI	Blunt Carotid and Vertebral arterial Injury
BLS	Basic Life Support
BURP	Backward Upward Rightward Pressure
CRM	Crew/Crisis Ressource Management
DGINA	Deutsche Gesellschaft Interdisziplinäre Notfall- und Akutmedizin
DGU	Deutsche Gesellschaft für Unfallchirurgie
e-FAST	extended Focused Assessment with Sonography for Trauma
ETI	Endotracheale Intubation
FAST	Focused Assessment with Sonography for Trauma
GCS	Glasgow Coma Scale
GEB	Gum Elastic Bougie
HNO	Hals-Nasen-Ohren
HWS	Halswirbelsäule
ITLS	International Trauma Life Support
LMA	Larynxmaske
LT	Larynxtubus
MKG	Mund-, Kiefer- und Gesichtschirurgie
NEXUS	National Emergency X-Radiography Utilization Study
PEEP	Positiver Endexspiratorischer Druck (Pressure)
PHTLS	Pre Hospital Trauma Life Support
RSI	Rapid Sequence Induction
SCIWORA	Spinal Cord Injury without Radiographic Abnormalities
SHT	Schädel-Hirn-Trauma
TEE	Transösophageale Echokardiographie
TIVA	Totale intravenöse Anästhesie

Kinematik, Verletzungsmuster und Anmeldung

Margot Dietz-Wittstock

In der S3-Leitlinie Polytrauma/Schwerverletzten-Behandlung wird betont, welch ein zeitkritisches „Unternehmen" die Versorgung Schwerverletzter ist, ebenso wird die Wichtigkeit der präklinischen Versorgung hervorgehoben.

Die sogenannte „golden hour of shock" beginnt mit dem Unfallereignis und die zeitnahe, verletzungsgerechte Versorgung in einer geeigneten Zielklinik ist von großer Bedeutung für das Outcome des Patienten.

Die Kräfte, die bei dem Unfallereignis auf den Verletzten eingewirkt haben, lassen auf potenzielle Verletzungen schließen und beeinflussen somit die Versorgung präklinisch wie auch klinisch.

In der S3-Leitlinie Polytrauma/Schwerverletzten-Behandlung und dem Weißbuch Schwerverletztenversorgung der DGU werden die Empfehlungen, bei welchen Kriterien ein Schockraum mit welcher Ausstattung und personellen Besetzung für die Versorgung eines Patienten vorzubereiten ist, beschrieben.

1.1 Kinematik

Unter dem Begriff Kinematik versteht man die Lehre der Bewegungen.

Geschwindigkeit, Bremsenergie, Untergrund, Fallhöhe, Beschaffenheit eines Aufprallgegenstandes, Aufprallwinkel oder Anprallwinkel haben Einfluss auf das Ausmaß und die Art der Verletzungen eines Patienten.

Ein erheblicher Anteil der Verletzungen eines Traumapatienten kann abgeleitet werden, wenn Kenntnisse der Kinematik in die klinische Ersteinschätzung, Untersuchung und Beurteilung des Patienten mit einbezogen werden.

M. Dietz-Wittstock (✉)
Boren, Deutschland
E-Mail: dietzma@diako.de

© Der/die Autor(en), exklusiv lizenziert an Springer-Verlag GmbH, DE, ein Teil von Springer Nature 2025
M. Dietz-Wittstock und M. Kegel (Hrsg.), *Versorgung von Schwerverletzten im Schockraum,* https://doi.org/10.1007/978-3-662-71123-1_1

Die Auswirkungen der Energieeinwirkung auf einen Körper hängt nicht nur von der Menge der Bewegungsenergie ab, die auf den Körper einwirkt, sondern auch davon, inwieweit das Körpergewebe in der Lage ist, den Kräften standzuhalten.

Heute können bereits mit unterschiedlichen Systemen Bilder vom Unfallort an die Zielklinik übermittelt werden, die die Einschätzungen des Verletzungsausmaßes und Verletzungsmusters unterstützen können (s. Abb. 1.1).

Zu beachtende Aspekte bei...

- Verkehrsunfällen/stumpfen Traumen:
  - Energiemenge
  - Richtung des Aufpralls (frontal, lateral, schräg, von hinten, Überschlag)
  - Herausschleudern aus einem Fahrzeug reduziert den potenziellen Schutz durch das Fahrzeug
  - energieabsorbierende Schutzeinrichtungen (Sicherheitsgurte, Airbags, Helme…)
  - bei Fußgängern: Körpergröße und Fahrzeuggröße
- Stürzen:
  - energieabsorbierender Untergrund
  - zuerst aufprallende Körperteile
  - Sturzhöhe
- penetrierenden Verletzungen:
  - Energiemenge
  - Messer, Handfeuerwaffe, Gewehre
  - Entfernung Opfer/Täter
  - Weg der penetrierenden Verletzung (Eintritt/Austritt)
- Explosionen:
  - Verletzungstypen bei Explosionen
  - primär: Über- und Unterdruck
  - sekundär: Projektile
  - tertiär: Schleudern des Körpers auf ein anderes Objekt
  - quartär: Hitze und Flammen
  - quintär: Strahlung, Chemikalien

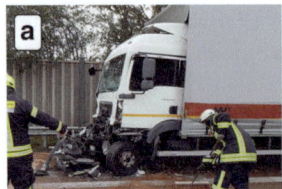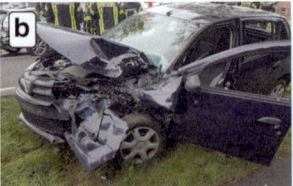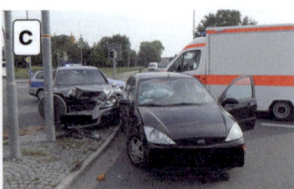

Abb. 1.1 a LKW-Kollision mit deformiertem/verschobenem Führerhaus. b PKW-Kollision mit intakter Fahrgastzelle. c PKW-Unfall mit „Fensterspinne" auf der Beifahrerseite durch Kollision des Kopfes mit der Scheibe

1.2 Anmeldung

Die Anmeldung eines Unfallopfers erfolgt in der Regel entweder durch die Leitstelle oder das versorgende Rettungsdienstpersonal selbst. Eine Anmeldung über digitale Systeme ersetzt erfahrungsgemäß nicht die mündliche Informationsweitergabe.

Unabhängig davon sollte es sich immer um eine standardisierte Anmeldung handeln. Bewährt hat sich dabei das Vorgehen nach I-SBAR (Abschn. 2.3.)

Die Verantwortung zur Bereitstellung eines Schockraums obliegt der aufnehmenden Klinik und sollte sich nach den Empfehlungen im Weißbuch Schwerverletztenversorgung der DGU richten.

Empfehlungsgrad A
Bei folgenden pathologischen Befunden nach Trauma soll das Schockraumteam aktiviert werden:

A/B - Problem

- Atemstörungen (SpO2 < 90 % / erforderliche Atemwegssicherung)
- Atemfrequenz < 10 oder > 29

C - Problem

- Herzfrequenz > 120/min
- Schockindex > 0,9
- Positiver eFAST

D - Problem

- GCS $\leq$ 12 nach Trauma

E - Problem

- Hypothermie < 35,0 °C

Verletzungsmuster oder Maßnahmen:

- Penetrierende Verletzungen der Rumpf-/Halsregion
- Instabiler Thorax
- Mechanisch instabile Beckenverletzung
- Amputationsverletzung
- Sensomotorisches Defizit nach Wirbelsäulenverletzung
- Prähospitale Intervention (erforderliche Atemwegssicherung, Thoraxentlastung, Katecholamingabe, Anlage Tourniquet, Perikardpunktion)

Empfehlungsgrad B

- Frakturen von 2 oder mehr proximalen großen Röhrenknochen
- Verbrennung >20% und Grad ≥2b
- (Ab)Sturz aus über 3 m Höhe
- Verkehrsunfall (VU) mit Ejektion aus dem Fahrzeug oder Fraktur langer Röhrenknochen

Die Schockraumalarmierung bei geriatrischen Patienten nach relevantem Trauma sollte zusätzlich bei einem der folgenden Parameter (großzügig) erfolgen:

- RRsys <100 mmHg
- Bekanntes oder vermutetes Schädel-Hirn-Trauma und GCS ≤14
- 2 oder mehr verletzte Körperregionen
- Fraktur eines oder mehrerer langer Röhrenknochen nach Verkehrsunfall

1.2.1 Reflexionsfragen

Nach der Beschäftigung mit diesem Kapitel sollten Sie folgende Fragen beantworten können:

- Weshalb sind die präklinischen Informationen zu Unfallhergang, Kinematik und Verletzungsmuster wichtige Bestandteile zur Vorbereitung auf einen Traumapatienten?
- Welches sind Indikationen für eine Schockraumversorgung nach der S3-Leitlinie? Welche Indikationen entsprechen dem Empfehlungsgrad A und welche Indikationen sind dem Empfehlungsgrad B zugeordnet?

Literatur

American College of Surgeons Committee on Trauma. (2018). *Advanced Trauma Life Support* (10. Aufl.). Urban & Fischer/Elsevier.

Canzian, S., Glenn, M., Henn, R., Howard, J., Koestner, A., & Seislove, E. B. (2013). *Advanced Trauma Care for Nurses. Student Manual*. (Unveröffentlichtes Manuskript).

Deutsche Gesellschaft für Unfallchirurgie. (2019). Weißbuch Schwerverletztenversorgung. Empfehlungen zur Struktur, Organisation, Ausstattung sowie Förderung von Qualität und Sicherheit in der Schwerverletztenversorgung in der Bundesrepublik Deutschland (3. erweiterte Aufl.). https://www.dgu-online.de/fileadmin/dgu-online/Dokumente/6._Versorgung_und_Wissenschaft/Qualität_und_Sicherheit/2019_DGU-Weissbuch_Schwerverletztenversorgung_3._Auflage_FINAL.PDF. Zugegriffen: 31. März 2022.

Deutsche Gesellschaft für Unfallchirurgie. (2022). Polytrauma/Schwerverletzten-Behandlung S3-Leitlinie. https://register.awmf.org/assets/guidelines/187-023l_S3_Polytrauma-Schwerverletzten-Behandlung_2023-06.pdf. Zugegriffen: 30. Juli 2024.

Hauer, T., et al. (2022). Explosionstrauma Teil 1: Physikalische Grundlagen und Pathophysiologie. *Unfallchirurg, 125*(2), 145–159. https://doi.org/10.1007/s00113-021-01073-9.

Knacke, P., & Rossi, R., et al. (2018). *Das Trauma-Buch* (3. überarbeitete Aufl.). Verlagsgesellschaft Stumpf+Kossendey mbH. ISBN: 978-3-943174-33-5.

National Association of Emergency Medical Technicians (NAEMT). (2016). Kinematik des Traumas. In *Präklinisches Traumamanagement. Prehospital Trauma Life Support (PHTLS)* (3. aktualisierte und überarbeitete Aufl., S. 69–108). Elsevier GmbH, Urban & Fischer.

Scheidt, S., et al. (2019). Einfluss des Unfallmechanismus auf die Verletzungen der Halswirbelsäule. *Unfallchirurg, 122*(12), 958–966. https://doi.org/10.1007/s00113-019-0622-z.

Vorbereitung, Übergabe, Ablauf der Schockraumversorgung

Margot Dietz-Wittstock und Michael Kegel

Die frühzeitige Planung und Bereitstellung der für die Versorgung eines Schwerverletzten benötigten Ressourcen ist von großer Wichtigkeit. Dazu gehört auch die Funktionsfähigkeit aller Arbeitsmittel und Geräte. Allgemeine Hinweise zur strukturellen Ausgestaltung einer Notaufnahme finden sich in der Empfehlung von DGINA & DIVI (2024).

Die Überprüfung des Schockraumes auf Einsatzbereitschaft sollte in jeder Schicht anhand festgelegter Protokolle erfolgen.

Die sinnvolle Ausstattung sowie Größe und Beschaffenheit eines Schockraumes für die Versorgung Schwerverletzter werden im Weißbuch der Schwerverletztenversorgung DGU beschrieben.

Die Einarbeitung in Geräte (MPG Betreiberverordnung), Materialien und den Schockraumalgorithmus muss zwingend vor dem ersten Einsatz im Schockraum durchgeführt werden.

Sowohl die Übergabe als auch das Beurteilen und Behandeln des Schockraumpatienten sollte nach anerkannten Standards erfolgen.

Hierbei hat sich das Vorgehen nach dem cABCDE-Schema in zwei Schockraumphasen, der Erstbeurteilung und Behandlung (Primary Survey) und der Zweitbeurteilung und Behandlung (Secondary Survey) mit fortlaufender Evaluation bewährt.

M. Dietz-Wittstock (✉)
Boren, Deutschland
E-Mail: dietzma@diako.de

M. Kegel
Ritterhude, Deutschland
E-Mail: michael.kegel@gesundheitnord.de

© Der/die Autor(en), exklusiv lizenziert an Springer-Verlag GmbH, DE, ein Teil von Springer Nature 2025
M. Dietz-Wittstock und M. Kegel (Hrsg.), *Versorgung von Schwerverletzten im Schockraum,* https://doi.org/10.1007/978-3-662-71123-1_2

2.1 Vorbereitung des Schockraumes

Die Anmeldung durch den Rettungsdienst bzw. die Rettungsleitstelle spielt eine entscheidende Rolle für die Vorbereitung des Schockraumes und des Schockraumteams. Um die erforderlichen Informationen adäquat weiterzuleiten, hat sich eine telefonische Anmeldung bewährt, die Anmeldung ist zu dokumentieren.

Digitale Systeme werden bereits vielerorts angewendet und lassen sich individuell anpassen.

Aufgrund des Unfallherganges lassen sich unterschiedliche Verletzungsmuster erwarten. Anhand dieser Informationen müssen gezielte Vorbereitungen getroffen werden.

Eine standardisierte Checkliste zur Schockraumvorbereitung und der Information beteiligter Abteilungen (OP, Intensivstation, Radiologie, Labor…) kann eine Hilfe sein.

Allgemeine Vorbereitungsmaßnahmen:

- Ist der Schockraum frei und angewärmt (Hypothermie vermeiden)?
- Sind die benötigten Materialien vorhanden und funktionsfähig?
- Sind alle erforderlichen Personen/Abteilungen informiert?
- Ist das Schockraumteam vollständig?
- Tragen alle Schutzkleidung (nach den Vorgaben des Hauses)?
- Sind alle Teammitglieder auf dem gleichen Informationsstand?
- Existieren bereits Informationen zum Patienten, ggf. auch aus vorherigen Krankenhausaufenthalten?
- Müssen weitere Versorgungseinrichtungen informiert werden? (z. B. OP, ITS, HKL oder auch externe Kliniken)?

Sollte keine digitale Übersicht der Anmeldeinformationen zur Verfügung stehen, kann das Anbringen einer abwischbaren Tafel im Schockraum, auf der die Anmeldeinformationen für alle gut sichtbar dokumentiert sind, eine Hilfe sein, um zu gewährleisten, dass alle im Team den gleichen Informationsstand haben. Sie kann im Briefing außerdem als Grundlage zur Einschätzung der Anmeldung und Aufgabenverteilung dienen (Abb. 2.1).

2.2 Übergabe

Die Übergabe im Schockraum schließt die präklinische Versorgungsphase ab und soll die Kontinuität des Gesamtbehandlungsprozesses und die Sicherheit des Patienten garantieren.

Nach der Übergabe beginnt der innerklinische Behandlungsprozess.

Folgende Prinzipien des standardisierten Übergabeprozesses werden von den notfallmedizinischen Fachgesellschaften konsentiert empfohlen:

Abb. 2.1 Schockraumtafel mit Anmeldeinformationen

Schockraumanmeldung

Voraussichtliche Eintreffzeit: _____

Alter:_____ Geschlecht:_____

Unfallmechanismus: _____
_____

A Atemwegsproblem O intubiert O

B (Be-)Atmungsproblem O Thoraxtrauma O

C Herz-/Kreislauf O instabil stabil O
  Abdominaltrauma O
  Beckentrauma O
  Schockklasse:_____

D O SHT GCS _____
  O Wirbelsäulentrauma

E Extremitätenverletzung O

	offen	geschlossen
obere	O	O
untere	O	O

Sonstiges: _____

---

1. Crew-Ressource-Management(CRM)-Prinzipien sollen immer die Basis des Übergabeprozesses bilden.
2. Die Übergabe kritischer Inhalte soll standardisiert, unter Zuhilfenahme einer bundesweit einheitlichen konsentierten Merkhilfe, stattfinden.
3. Die Anmeldung eines Notfallpatienten durch den Rettungsdienst soll standardisiert in der Notaufnahme erfolgen.
4. Vor Ankunft von kritisch kranken Notfallpatienten soll ein Teambriefing mit allen Beteiligten der Notfallversorgung stattfinden.
5. Informationen aus der Anmeldung und der Übergabe sollen für alle sichtbar im Schockraum zur Verfügung stehen.
6. Die Übergabe soll interaktiv zwischen „Sender" und „Empfänger" ausgerichtet sein und in einer freundlichen, wertschätzenden Atmosphäre stattfinden.

7. Die Übergabe soll bei Anwesenheit aller an der Versorgung beteiligten Teammitglieder erfolgen.
8. Die Übergabe soll bei minimaler Geräuschkulisse stattfinden. Manipulationen während der Übergabe sollen unterlassen werden.
9. Am Ende der Übergabe sollten die Informationen kurz laut und verständlich zusammengefasst werden.
10. Am Ende der Übergabe soll dem aufnehmenden Team die Möglichkeit von Fragen eingeräumt werden.
11. Dem zuführenden Team sollte aus Sicht des Qualitätsmanagements aktiv eine Rückmeldung zum Verlauf des Patienten gegeben werden.
12. Teamwork, Kommunikation, Situationsbewusstsein, Rollen und Verantwortlichkeiten sowie Konfliktlösung und Sicherheitskultur sollten in regelmäßigen Trainings mit allen Beteiligten, die eine Übergabe durchführen, geschult werden.
13. Die Implementierung einer standardisierten interprofessionellen Übergabe sollte zum nationalen gesundheitspolitischen Ziel erklärt werden.
14. Die Lehre einer standardisierten Übergabe soll in alle relevanten Berufsausbildungen integriert werden.
15. Best-Practice-Beispiele bei Übergaben sollten angestrebt werden, und die qualitativ hochwertigen Übergaben sollten zu einer gesundheitspolitischen Priorität werden. Entsprechende finanzielle und personelle Ressourcen sollten bereitgestellt werden.

Ablauf

Nach kurzer Vorstellung herrscht Ruhe im Raum!

Alle Maßnahmen außer den Lebenserhaltenden werden für die Übergabe unterbrochen. Die Übergabe erfolgt an das gesamte Team.

Nach kurzer Zusammenfassung durch den Teamleiter besteht Gelegenheit, Fragen an das Rettungsdienstteam zu stellen. Danach erfolgt das achsengerechte Umlagern auf die Schockraumtrage nach Standard.

Die Übergabe folgt idealerweise einem standardisierten Schema wie zum Beispiel dem I-SBAR-Schema oder dem SINNHAFT-Schema.

I-SBAR-Schema

I – Identifikation:

- Identität des Abgebenden, des Aufnehmenden und des Patienten (Vorstellung)

S – Situation:

- Unfallhergang/Unfallmechanismus
- Leitsymptom, Erkrankungen, Verdachtsdiagnose
- Analogsedierung

B – Background (Hintergrund):

- Symptome, medizinische Vorgeschichte (Medikation, Allergien)
- Versorgungssituation

A – Assessment:

- cABCDE-Kriterien
- Leitsymptom, Arbeitsdiagnose, Stand der Diagnostik, Laborwerte
- Bisherige Therapie, Zugänge, Medikamentengabe, Blut-/Gerinnungsprodukte (gegeben/vorhanden)
- AMPEL, SAMPLER
- Patientenverfügung

R – Recommendation (Empfehlung):

- Weitere geplante Therapie
- Fallsteuerung (stationäre Aufnahme/ambulante Weiterversorgung)
- Kontaktdaten von Angehörigen
- Anordnungen, Bedarfsmedikation
- Wertsachen

SINNHAFT-Schema
S – Start

- Ruhe, keine Tätigkeiten am Patienten (außer lebensrettende)
- Face-to-Face Kommunikation

I – Identifikation

- Geschlecht, Nachname und Alter

N – Notfallereignis

- Was? (Leitsymptom/Verdachtsdiagnose)
- Wie? (Ursache)
- Wann? (Zeitpunkt des Ereignisses)
- Optional: Wo /woher? (Ort, Auffindesituation)

N – Notfallpriorität

- Priorität nach ABCDE-Schema
- Pathologische Untersuchungsbefunde
- Vitalparameter

H-Handlungen

- Durchgeführte Maßnahmen (Dosis/Umfang/Zeitpunkt)
- Wirkung der Maßnahmen (ggf. bewusst unterlassene Maßnahmen)

A – Anamnese

- SAMPLER
- Soziale Aspekte (Versorgungssituation, häusliche Gewalt…)
- Weitere Besonderheiten (Patientenverfügung, DNI, DNR, Zeugen Jehovas…)

F – Fazit

- Zusammenfassende Wiederholung der Übergabeinformationen

T – Teamfragen

- Möglichkeit für zusätzliche Fragen aus dem Team

Zum Übergabeschema „SINNHAFT" wurden spezielle Pocket-Cards entwickelt, welche zum kostenfreien Download zur Verfügung stehen unter https://notfall-campus.de/wpcontent/uploads/2024/08/Pocketkarte_SINNHAFT.pdf

Zur Anamneseerhebung haben sich Schemata wie AMPEL oder SAMPLER (siehe Tab. 2.1) bewährt. Die bereits gewonnen Informationen sollten dokumentiert und weitergegeben werden.

Tab. 2.1 SAMPLER/AMPEL-Anamneseschemata

SAMPLER-Schema	AMPEL-Schema
Symptome	
Allergien	**Allergien**
Medikamente (Dauermedikation, eingenommene Medikamente, Drogen)	**Medikamente** (Dauermedikation, eingenommene Medikamente, Drogen)
Patientengeschichte (aktuelle Erkrankungen, Vorerkrankungen, Operationen, Schwangerschaft)	**Patientengeschichte** (aktuelle Erkrankungen, Vorerkrankungen, Operationen, Schwangerschaft)
Letzte Mahlzeit (wann, was, wie viel)	**Ereignis** (in Bezug auf das Unfallereignis)
Ereignis (in Bezug auf das Unfallereignis)	**Letzte Mahlzeit** (wann, was, wie viel)
Risikofaktoren (Rauchen, Alkohol, Drogen)	

2.2.1 Angst

Die Angst der Patienten ist im Schockraum eine eher unbeachtete Tatsache, spielt aber vermutlich eine große Rolle. Angst kann durch die damit verbundenen vegetativen Symptome wie Blutdruckerhöhung, Tachykardie und gastrointestinale Symptome wie Übelkeit und Erbrechen einen negativen Einfluss auf das Outcome haben. Es ist somit schon in der ersten Schockraumphase wichtig, den Patienten empathisch zu begleiten. Dazu ist eine Bezugsperson sinnvoll, die dem wachen Patienten Sicherheit vermittelt und alle weiteren Schritte erklärt (Dietz-Wittstock, M. 2020).

2.2.2 Schmerz

Schmerzen werden als Sinneswahrnehmung sehr unterschiedlich empfunden. Auch wenn die Abwendung lebensbedrohlicher Zustände im Schockraum im Vordergrund steht, gehört es zu unserer ethischen Verpflichtung, dem Patienten jederzeit ein seinen Empfindungen und Bedürfnissen angemessenes Schmerzmanagement zukommen zu lassen. Auch wenn Schwerverletzte in der Regel direkt intravenöse (alternativ auch intranasale) Präparate der Stufe 3 benötigen, hat sich das WHO-Stufenschema zur Schmerztherapie bewährt:

> **Übersicht**
>
> **Stufe 1: Nichtopioide Schmerzmittel**
> Zu dieser Stufe gehören Schmerzmittel, die zur Linderung leichter bis mäßiger Schmerzen angewendet werden, z. B.
>
> - nichtsteroidale Antirheumatika (NSAR), z. B. Ibuprofen, Diclofenac,
> - Aniline, z. B. Paracetamol, oder
> - Pyrazolone, z. B. Metamizol.
>
> **Stufe 2: Schwach wirksame Opioide**
> Reicht die Wirkung der Schmerzmittel der Stufe 1 nicht aus, können zusätzlich schwach wirksame Opioide der Stufe 2 zum Einsatz kommen. Dazu gehören z. B.
>
> - Tramadol,
> - Dihydrocodein und
> - Tilidin/Naloxon.
>
> Eine Kombination von Medikamenten der Stufen 1 und 2 ist möglich.

Stufe 3: Stark wirksame Opioide
Wird mit der Gabe eines Nichtopioids und eines schwach wirksamen Opioids keine ausreichende Schmerzlinderung erzielt, kann in der 3. Stufe das schwach wirksame Opioid gegen ein stark wirksames Opioid ausgetauscht werden. Zur Stufe der stark wirksamen Opioide zählen z. B.

- Morphin,
- Fentanyl,
- Oxycodon,
- Buprenorphin und
- Hydromorphon.

▶ Alle Opioide der Stufe 3 unterliegen der Betäubungsmittel-Verschreibungsverordnung.

2.3 Reflexionsfragen

Nach der Beschäftigung mit diesem Kapitel sollten Sie folgende Fragen beantworten können:

- Warum ist es wichtig, die präklinischen Informationen in die Vorbereitungen der Patientenaufnahme einzubinden?
- Was sind wichtige Prinzipien im Ablauf der Übergabe durch den Rettungsdienst?
- Wie sollte der Schockraum vorbereitet werden, um einen möglichst reibungslosen Ablauf zu gewährleisten?
- Nach welchem Schema und mit welchen Inhalten sollte die Übergabe durchgeführt werden?
- Welche Aspekte werden im SAMPLER- oder AMPEL-Akronym abgefragt?
- Welche Rolle spielt der Aspekt „Angst der Patienten" in der Schockraumversorgung?
- Welche Präparate eignen sich zur Analgesie von schwerverletzen Menschen?

Literatur

American College of Surgeons Committee on Trauma. (2018). *Advanced Trauma Life Support* (10. Aufl.). Urban & Fischer/Elsevier.

Brod T., Bernhard M., Blaschke S., et al. (2024). Empfehlungen der DGINA und DIVI zur Struktur und Ausstattung von Notaufnahmen 2024. https://www.dgina.de/images/downloads/divi_dgina/empfehlungen_zur_struktur_und_ausstattung_von_notaufnahmen_2024_-_15_07_2024.pdf. Zugegriffen: 18. Oct. 2024.

Canzian, S., Glenn, M., Henn, R., Howard, J., Koestner, A., & Seislove, E. B. (2013). *Advanced Trauma Care for Nurses. Student Manual* (unveröffentlichtes Manuskript).

Dietz-Wittstock, M. (2020). Angst im Notfallzentrum. *Die Notfallpflege* (Ausgabe 2/2020 S. 13–17). Luhri-Verlag.

Deutsche Gesellschaft für Unfallchirurgie. (2022). Polytrauma/Schwerverletzten-Behandlung S3-Leitlinie. https://register.awmf.org/assets/guidelines/187-023l_S3_Polytrauma-Schwerverletzten-Behandlung_2023-06.pdf. Zugegriffen: 30. Juli 2024.

Dietz-Wittstock, M. (2022). Angst im Notfallzentrum. In M. Dietz-Wittstock, Kegel, P. Glien, & M. Pin.(Hrsg.), *Notfallpflege. Fachweiterbildung und Praxis* (S. 359–362). Springer-Verlag.

Glien, P. (2022). Übergabe in der Notaufnahme. In M. Dietz-Wittstock, M. Kegel, P. Glien, & M. Pin (Hrsg.), *Notfallpflege. Fachweiterbildung und Praxis* (S. 81–84). Springer-Verlag.

Gräff, I., et al. (2022). Empfehlungen zum strukturierten Übergabeprozess in der Zentralen Notaufnahme. *Notfall Rettungsmed, 25*, 10–18. https://doi.org/10.1007/s10049-020-00810-8.

Gräff, I., Ehlers, I., & Schacher, S. (2024). SINNHAFT – die Merkhilfe für die standardisierte Übergabe in der zentralen Notaufnahme. *Notfall Rettungsmed, 27*, 19–24. https://doi.org/10.1007/s10049-023-01167-4

Rossi, R. (2020). Konzepte für eine strukturierte Patientenübergabe. *Notfall+Rettungsmedizin*, (2/2020), 93–98. https://doi.org/10.1007/s10049-019-0599-8.

Schacher, S., Glien, P., Kogej, M., & Gräff, I. (2019). Strukturierte Übergabeprozesse in der Notaufnahme. Luxus oder Notwendigkeit. *Notfall Rettungsmed, 22*, 3–8.

Erstbeurteilung (Primary Survey) und Versorgung

3

Michael Kegel und Margot Dietz-Wittstock

In der ersten Schockraumphase ist es oberstes Ziel, unmittelbar lebensbedrohliche Verletzungen systematisch und umgehend zu erkennen und zu behandeln (**"Treat first what kills first"**).

Häufig wiederholte Evaluationen sind sowohl in der ersten als auch in der zweiten Schockraumphase unerlässlich.

3.1 Schrittweises Vorgehen in der ersten Schockraumphase (Primary Survey)

Die Maßnahmen zur Abwendung lebensbedrohlicher Zustände erfolgen sofort nach dem Erkennen eines lebensbedrohlichen Problems. Die Bearbeitung der einzelnen Punkte kann auch parallel mit mehreren Personen erfolgen.

Erstbeurteilung und Versorgung müssen zügig und in der folgenden Reihenfolge durchgeführt werden:

c –   critical bleeding (äußere kritische Blutungen kontrollieren)
A –   Airway (Atemweg und Stabilisierung der Halswirbelsäule [HWS])
B –   Breathing (Oxygenierung und Beatmung)
C –   Circulation (Blutungskontrolle und Kreislaufstabilisierung)

M. Kegel (✉)
Fachweiterbildung für Notfallpflege, Bildungsakademie der Gesundheit Nord, Bremen, Deutschland
E-Mail: michael.kegel@gesundheitnord.de

M. Dietz-Wittstock
Boren, Deutschland
E-Mail: dietzma@diako.de

© Der/die Autor(en), exklusiv lizenziert an Springer-Verlag GmbH, DE, ein Teil von Springer Nature 2025
M. Dietz-Wittstock und M. Kegel (Hrsg.), *Versorgung von Schwerverletzten im Schockraum*, https://doi.org/10.1007/978-3-662-71123-1_3

D – Disability (neurologischer Status)
E – Exposure/Environment (Entkleiden und Wärmemanagement)

c – Critical Bleeding

Stillung von stärksten Blutungen, die in Kürze zu Volumenmangel und Hypoxie führen würden und eine vitale Bedrohung darstellen. Die Blutstillung kann durch direkten Druck, Kompressionsverband (wenn möglich in Kombination mit einem Hämostyptikum) oder Abbinden erfolgen. In der Praxis werden die Begriffe „c – Critical Bleeding" und „x – Exsanguination" häufig synonym für eine kritische Blutung verwendet. Zur besseren Übersicht verwenden wir im weiteren Verlauf den Begriff „c – Critical Bleeding" als einheitliche Bezeichnung.

A – AirwayAirway und HWS-Immobilisation
- Atemwege freimachen und freihalten
- HWS in neutraler Position stabilisieren (siehe Abschn. 6.1)
- Patient auf offensichtliche Verletzungen und Auffälligkeiten im Kopf- und Halsbereich untersuchen

B – Breathing
- Brustkorb freimachen
- Atemgeräusche abhören
- Tiefe und Anzahl der Atemzüge prüfen
- Atemmechanik beachten (erschwerte Atmung/Einsatz der Atemhilfsmuskulatur)
- Auskultation und Perkussion, ggf. Herztöne abhören
- Brustwandbewegung beidseitig überprüfen (auf Symmetrie achten)
- Brustwand auf Krepitation, subkutane Luft und/oder Verletzung abtasten

C – Circulation
- Innere oder äußere Blutungen?
- Blutungsquelle identifizieren (eFAST-Sonografie [extended Focused Assessment with Sonography for Trauma]).
  Wichtige mögliche Blutungsorte sind Thorax, Abdomen, Becken, große Röhrenknochenfrakturen und äußere Blutungen (**Merksatz: „4 and one more" oder „4 and the floor"**)
- Zeichen einer Herzbeuteltamponade?
  (Beck-Trias: gestaute Halsvenen, abgeschwächtes Herzgeräusch, Hypotonie)
- Hautfarbe beachten (Blässe, Zyanose)
- Hautzustand (Temperatur und Feuchtigkeit)
- Kontrolle der zentralen und peripheren Pulse (Qualität, Frequenz und Regelmäßigkeit)
- Rekapillarisierungszeit überprüfen (Norm < 2 Sekunden)

D – Disability
- Bewusstseinszustand (Glasgow Coma Scale)
- Pupillenkontrolle (Größe, Seitengleichheit, Form, Lichtreaktion)
- Auf motorische/sensorische Defizite achten
  (auch Halbseiten- oder Querschnittssymptomatik beachten)
- Zeichen eines erhöhten Hirndrucks beachten (Übelkeit, Erbrechen, Herdblick, Cushing-Zeichen, erhöhter Muskeltonus, Atemveränderungen – Hinweise auf eine drohende Einklemmung)

E. Exposure/Environment
- Patienten komplett entkleiden/auf Wärmeerhalt achten
- Auf Umgebungsfaktoren wie Glassplitter o. Ä. achten

Lebensbedrohliche Verletzungen oder Störungen der Vitalfunktion werden im Primary Survey sofort behandelt. Erfolgte Maßnahmen müssen fortlaufend auf ihre Wirksamkeit überprüft und bei Bedarf angepasst werden.

Folgende Hilfsmittel und Maßnahmen können den Primary Survey ergänzen:

- Vitalzeichenkontrolle (EKG, Pulsoxymetrie, Blutdruck, Temperatur)
- Kapnometrie, Kapnografie
- Blutgasanalyse
- Sonografie (eFAST)
- Radiologische Untersuchungen (Thorax und Becken, CCT [craniale Comutertomografie] oder Ganzkörper- CT [Computertomographie] – „Traumaspirale")
- Anlage einer Magensonde
- Anlage eines Blasenkatheters
  (Bei Verdacht auf Becken- oder Urogenitalverletzung: rektale Untersuchung vor der Anlage)

▶ **Praxistipp** Um die Diurese zu überprüfen, muss der Urin aus der Blase einmal komplett abgelaufen sein.
Erst hiernach kann die aktuelle Diurese am Stundenurimeter (falls nicht vorhanden, Dauerkatheter-Beutel entleeren) beurteilt werden.

Der Secondary Survey (siehe Kap. 4) erfolgt erst nach Beendigung der ersten Schockraumphase und kann auch in die nachfolgenden Behandlungsbereiche ausgelagert werden (siehe Abb. 3.1).

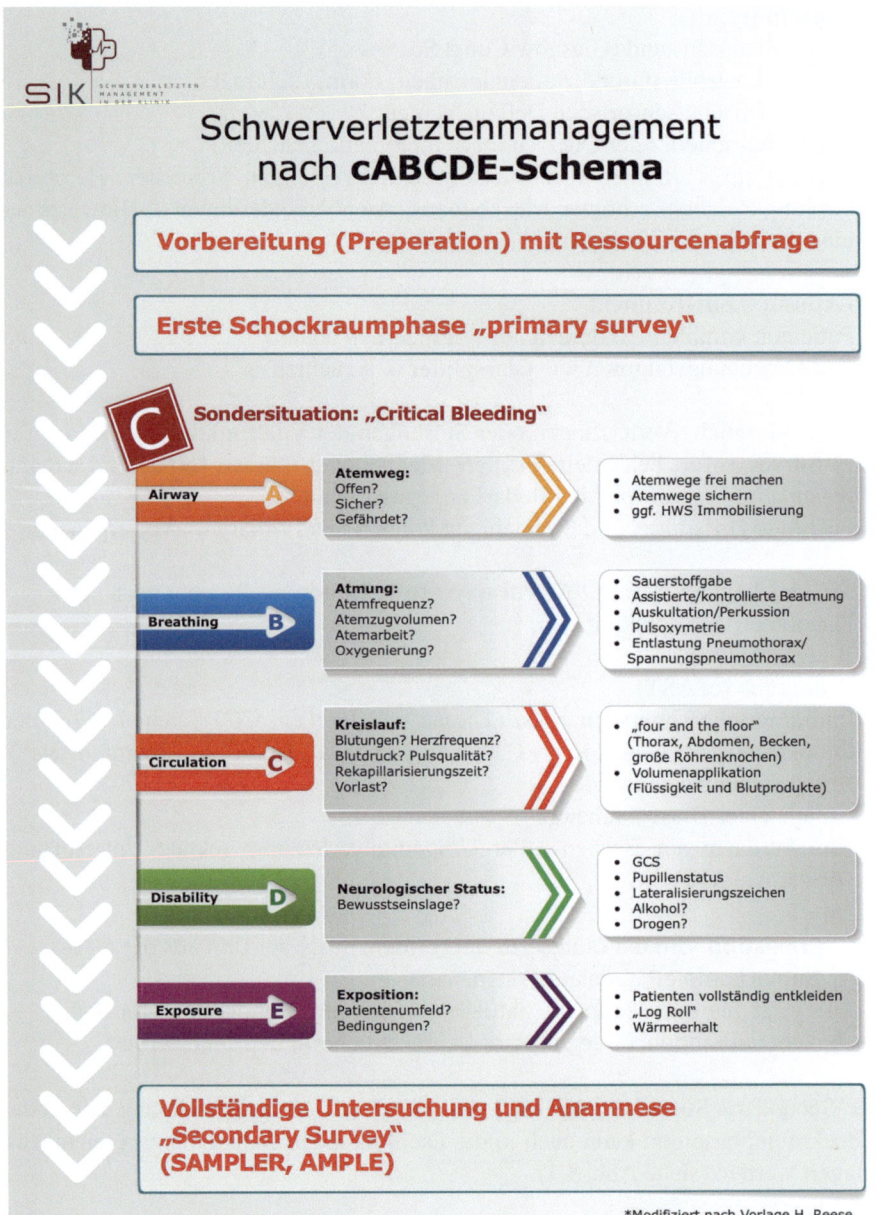

Abb. 3.1 Schwerverletztenmanagement nach dem cABCDE-Schema

3.2 Reflexionsfragen

Nach der Beschäftigung mit diesem Kapitel sollten Sie folgende Fragen beantworten können:
- Wie ist das Vorgehen in der ersten Schockraumphase (Primary Survey)?
- Was ist das Ziel im Primary Survey?
- Welche Akutmaßnahmen in Vorbereitung, Durchführung/Assistenz und Nachsorge sind in der ersten Schockraumphase ggf. erforderlich?
- Welche Hilfsmittel kommen in der ersten Schockraumphase zum Einsatz und wie werden diese korrekt angewendet?

Literatur

American College of Surgeons Committee on Trauma. (2018). *Advanced trauma life support* (10. Aufl.). Urban & Fischer/Elsevier.

Becker, D. (2022). Schockraummanagement. In M. Dietz-Wittstock, M. Kegel, P. Glien, & M. Pin (Hrsg.), *Notfallpflege – Fachweiterbildung und Praxis*. Springer.

Canzian, S., Glenn, M., Henn, R., Howard, J., Koestner, A., & Seislove, E. B. (2013). *Advanced trauma care for nurses. Student manual.* (Unveröffentlichtes Manuskript).

Deutsche Gesellschaft für Unfallchirurgie. (2022). Polytrauma/Schwerverletzten-Behandlung S3-Leitlinie. https://register.awmf.org/assets/guidelines/187-023l_S3_Polytrauma-Schwerverletzten-Behandlung_2023-06.pdf. Zugegriffen: 30. Juli 2024.

Flohé S., Matthes G., & Paffrath, T., et al. (2018). *Schwerverletztenversorgung. Diagnostik und Therapie der ersten 24 Stunden*. Thieme.

Laue, F., Ramadanov, N., & Matthes, G. (2019). Schockraummanagement beim Schwerverletzten. *Notfall und Rettungsmedizin, 22*, 63–78.

Schweigkopfler, U., & Hoffmann, R. (2018). Erstmaßnahmen des Notarztes. In H. C. Pape, F. Hildebarnd, & Rucholtz (Hrsg.), *Management des Schwerverletzten* (S. 79–88). Springer.

Zweite Schockraumphase (Secondary Survey) und Zuführung zur definitiven Versorgung

Michael Kegel und Margot Dietz-Wittstock

Spätestens nach der ersten Schockraumphase muss entschieden werden, ob eine sofortige Verlegung in den Operationssaal, in eine andere Abteilung oder in eine andere Klinik zur definitiven Versorgung erforderlich ist.

Um die Kapazitäten der anderen Abteilungen beurteilen zu können, ist eine frühzeitige Kontaktaufnahme (idealerweise bereits direkt nach der Schockraumanmeldung) erforderlich.

Im Falle einer weiteren Versorgung in der Notaufnahme wird die Patientenbeurteilung mit der zweitenSchockraumphase(Secondary Survey) fortgesetzt.

Um alle Verletzungen zu erkennen, soll der Patient in dieser Phase gründlich untersucht werden. Eine regelmäßige Evaluation ist auch beim Secondary Survey unerlässlich.

4.1 Schrittweises Vorgehen in der zweiten Schockraumphase (Secondary Survey)

In der zweiten Schockraumphase sollen alle Verletzungen des Patienten identifiziert werden. Hierfür muss eine systematische Untersuchung des gesamten Körpers stattfinden. Diese Ganzkörperuntersuchung wird erst dann durchgeführt,

---

M. Kegel (✉)
Fachweiterbildung für Notfallpflege, Bildungsakademie der Gesundheit Nord, Bremen, Deutschland
E-Mail: michael.kegel@gesundheitnord.de

M. Dietz-Wittstock
Boren, Deutschland
E-Mail: dietzma@diako.de

© Der/die Autor(en), exklusiv lizenziert an Springer-Verlag GmbH, DE, ein Teil von Springer Nature 2025
M. Dietz-Wittstock und M. Kegel (Hrsg.), *Versorgung von Schwerverletzten im Schockraum*, https://doi.org/10.1007/978-3-662-71123-1_4

wenn alle erforderlichen Akutmaßnahmen der ersten Schockraumphase erfolgt sind.

Die gründliche körperliche Untersuchung wird durch eine Inspektion, Auskultation und Palpation aller Körperregionen durchgeführt. Hierbei müssen unbedingt auch die Angaben zum Schmerz und die Schmerzlokalisation beachtet werden. Weiterhin muss die Wirksamkeit der getroffenen Maßnahmen kontinuierlich überprüft werden.

Neben der körperlichen Untersuchung muss eine systematische Anamnese (z. B. Abschn. 2.2) erhoben und eine Infektionsprophylaxe (Antibiotika und Tetanus) durchgeführt werden.

Kopf
- Der ganze Schädel (inkl. Hinterkopf) wird sorgfältig auf Verletzungen, Kontusionen, knöcherne Deformierungen und Blutungen untersucht
- Ohren und Nase müssen auf Flüssigkeitsaustritt überprüft werden (Blut/Liquor)
- Fixierung / Lage der Tuben und Sonden überprüfen
- Ggf. Computertomografie (CT) des Schädels veranlassen
- Ggf. Vorbereitungen für den Operationssaal (OP) treffen

Gesicht und Kiefer
- Evaluation der Atemwege, Bewusstseinszustand (Glasgow Coma Scale, GCS) und der Pupillen (Seitengleichheit, Reaktion, Form und Größe)
- Augen auf Verletzungen, Blutaustritt und Bewegungseinschränkungen untersuchen (Kontaktlinsen entfernen)
- Sichtbare Blutungen, Schwellungen (auch im Rachen), Deformierungen, Kontusionen und Fehlbiss beachten
- Abtasten des Gesichtes (Schmerzen, Krepitation, Deformation und Stabilität)
- Atemwege weiterhin freihalten
- Blutung kontrollieren
- Ggf. weitere Fachdisziplinen hinzuziehen (Neurochirurgie, plastische Chirurgie, Augenheilkunde, Mund-Kiefer-Gesichtschirurgie, Hals-Nasen-Ohren-Heilkunde)

Halswirbelsäule (HWS) und Hals
- Untersuchung auf: Deformierungen, Hämatome, Blutungen, Schwellungen und Hautemphyseme (auch posteriore HWS abtasten)
- Status der Halsvenen und Trachealposition überprüfen
- Heiserkeit oder Stimmveränderungen beachten
- Ruhigstellung der Wirbelsäule überprüfen
- Bei Patienten mit Frakturen C1–C3 und zervikaler Subluxation: CT und Angiografie der HWS zum Ausschluss einer zervikalen und/oder stumpfen Karotis- und Wirbelarterienverletzung (Blunt Carotid and Vertebral arterial Injury = BCVI) anregen
- Ggf. Neurochirurgie hinzuziehen

Brustkorb
- Atembewegungen beachten (z. B. paradoxe Atmung)
- Untersuchung auf: Kontusionen, offene Wunden, Blutungen und Brustkorbsymmetrie
- Kompletten Brustkorb inkl. Schultern und Klavikula abtasten
- Erneute Auskultation der Lunge und des Herzens
- Wiederholte Kontrolle der Atemwege
- Fixierung und Position der Thoraxdrainage sowie die geförderte Flüssigkeitsmenge kontrollieren

Abdomen/Becken
- Hinweise auf innere Blutungen beachten (z. B. Kontusionen, Abschürfungen oder „Seatbelt Sign" als Hinweis auf Hohlorganverletzungen oder Fraktur der Lendenwirbelsäule [LWS])
- Untersuchung auf: Schwellungen des Bauches (Schwangerschaft?), Druckschmerzen, Abwehrspannung und Darmgeräusche (alle 4 Quadranten)
- Becken gründlich abtasten: Schmerzen, Krepitation und Instabilität (wiederholte Untersuchungen des Beckens vermeiden)
- Ggf. weitere Sonografie
- Ggf. CT oder Angiografie des Abdomens
- Bei inneren Blutungen einen zügigen operativen Eingriff anstreben

Perineum, Rektum, Vagina
- Auf Hämatome und Blutungen untersuchen
- Vor Anlage eines Blasenkatheters: rektale Untersuchung auf Blut, Lage der Prostata, Verletzungen der Darmwand und Sphinktertonus

▶ Bei einem Skrotalhämatom, Blut an der Harnröhrenöffnung oder abnormem Prostatabefund soll ein Blasenkatheter nur nach expliziter ärztlicher Anordnung gelegt werden.

- Vaginaluntersuchung zur Beurteilung von Blut im Scheidengewölbe, Verletzungen der Vaginalwand oder vaginalen Wunden durchführen (Tampons entfernen)
- Schwangerschaftstest bei allen Patientinnen im gebärfähigen Alter durchführen

Extremitäten
- Extremitäten untersuchen auf: Deformierungen, offene Wunden, Hämatome, Schwellungen Krepitation, Schmerzen, abnorme Knochenbewegung und Gelenkinstabilität
- Durchblutung kontrollieren (Farbe, Pulse, Kapillarfüllung)
- Motorik und Sensibilität überprüfen
- Beide Seiten vergleichen (Durchblutung, Verkürzungen, Außen- oder Innenrotation)
- Zeichen eines Kompartmentsyndroms: starke Schmerzen, Parästhesien, vermindertes Empfindungsvermögen und gespannte, geschwollene Areale

- Komplette Rückseite und Wirbelsäule während des Log-Roll-Manövers auf Knochenverschiebungen, Deformierungen, Krepitation, Kontusionen, Hämatome, Fremdkörper, offene Wunden und Schmerzen untersuchen
- Wundversorgung
- Bei Verletzungen der Extremitäten: Schienungen/Extensionsschiene anlegen (Pulse vor und nach Anbringen einer Schiene überprüfen)
- Analgetika und Schmerzmanagement
- Ggf. weitere Röntgenuntersuchungen
- Bei klinischem Verdacht auf ein Kompartmentsyndrom ggf. Messung der Kompartmentdrücke
- Hypothermie vermeiden und für normale Körpertemperatur sorgen!

Nervensystem
- GCS erneut erheben und wiederholte Pupillenkontrolle
- Motorische und sensorische Funktionen der oberen und unteren Extremitäten überprüfen (Hinweise auf Halbseiten- oder Querschnittssymptomatik?)
- Auf Zeichen eines erhöhten Hirndrucks achten (Übelkeit, Erbrechen, Herdblick, Cushing-Zeichen, erhöhter Muskeltonus, Atemveränderungen – Hinweise auf eine drohende Einklemmung)
- Bei Schädel-Hirn-Trauma systolischen Blutdruck >110 mmHg anstreben und adäquate Oxygenierung mit einer arteriellen Sauerstoffsättigung von mindestens 90 % sicherstellen (Hirnfunktion aufrechterhalten)

Die zweite Schockraumphase kann durch folgende Untersuchungen ergänzt werden:

- Computertomografie (CT), transösophageale Echokardiografie (TEE), Bronchoskopie, ergänzende Röntgenaufnahmen sowie ergänzende Laborparameter

Bei Traumapatienten kann sich der Zustand auch verzögert zu einer lebensbedrohlichen Situation entwickeln, daher muss ein fortlaufendes Monitoring durchgeführt und die Situation neu beurteilt (reevaluiert) werden. Hierdurch wird sichergestellt, dass sämtliche Verletzungen und eine Zustandsverschlechterung rechtzeitig bemerkt werden.

Verlegung des Patienten
- Absprache mit dem übernehmenden Bereich oder der Klinik bezüglich der Übernahme
- Bei Aufnahmen oder Verlegungen ist eine adäquate Übergabe des Patienten nach standardisiertem Ablauf zu gewährleisten.
- Das Aufnahmeteam muss ausführlich über Verletzungen, Verletzungsmechanismus, Maßnahmen, derzeitigen Zustand und Vitalzeichen des Patienten informiert werden.
- Alle Dokumentationsunterlagen, Röntgenaufnahmen und Patienteneigentum müssen mitgegeben werden.

▶ **Wichtig**
Angehörige und Begleitpersonen des Patienten machen sich in der Regel große Sorgen und sollten empathisch behandelt werden. Die detaillierte Auskunft über den Zustand des Patienten obliegt dem ärztlichen Dienst.

4.2 Reflexionsfragen

Nach der Beschäftigung mit diesem Kapitel sollten Sie folgende Fragen beantworten können:
- Welches sind die Bestandteile der zweiten Schockraumphase (Secondary Survey)?
- Welches sind die Prioritäten in der Zuführung zur definitiven Versorgung, zu der ggf. auch der Transport in eine andere Abteilung oder Klinik zählt?

Literatur

American College of Surgeons Committee on Trauma. (2018). *Advanced trauma life support.* (10. Aufl.). Urban & Fischer/Elsevier.

Becker, D. (2022). Schockraummanagement. In M. Dietz-Wittstock, M. Kegel, P. Glien, & M. Pin (Hrsg.), *Notfallpflege – Fachweiterbildung und Praxis* (S. 301–320). Springer-Verlag.

Becker, D., Nkwanzi, M., Müller, C., Radtke, & G., F. Vogel (2022). Patienten mit traumatologischen Beschwerden. In M. Dietz-Wittstock, M. Kegel, P. Glien, & M. Pin (Hrsg.), *Notfallpflege – Fachweiterbildung und Praxis* (S.227–240). Springer-Verlag.

Canzian, S., Glenn, M., Henn, R., Howard, J., Koestner, A., & Seislove, E. B. (2013). *Advanced trauma care for nurses. Student manual.* (Unveröffentlichtes Manuskript).

Deutsche Gesellschaft für Unfallchirurgie. (2022). Polytrauma/Schwerverletzten-Behandlung S3-Leitlinie. https://register.awmf.org/assets/guidelines/187-023l_S3_Polytrauma-Schwerverletzten-Behandlung_2023-06.pdf. Zugegriffen: 01. Mai 2025.

Firsching, R., Rickels, E., Mauer, U. M., Sakowitz, O. W., Messing-Jünger, K., Engelhard, K., Schwenkreis, P., Linn, J., & Schwerdtfeger, K. (2015). S2- Leitlinien Schädel-Hirn-Trauma.7 https://register.awmf.org/assets/guidelines/008-001l_S2e_Schaedelhirntrauma_SHT_Erwachsene_2015-12-abgelaufen.pdf. Zugegriffen: 1. Mai 2025.

Flohé, S., Matthes, G., & Paffrath, T., et al. (2018). *Schwerverletztenversorgung. Diagnostik und Therapie der ersten 24 Stunden.* Thieme.

Ganther, A., Beisemann, N., Gebhard, E., Gliwitzky, B., Böttcher, M., Geißert, S., Swartman, B., & Kreinest, M. (2017). Ruhigstellung von Frakturen in der präklinischen Notfallmedizin. *Notfall+Rettungsmedizin, 20,* 543–554. Springer Medizin Verlag GmbH.

Kablau, K. (2022). Schädel-Hirn-Traumata. In M. Dietz-Wittstock, M. Kegel, P. Glien, & M. Pin (Hrsg.), *Notfallpflege – Fachweiterbildung und Praxis.* Springer.

Laue, F., Ramadanov, N., & Matthes, G. (2019). Schockraummanagement beim Schwerverletzten. *Notfall und Rettungsmedizin, 22,* 63–78.

Rickels, E. (o. J.) Schädel-Hirn-Trauma (SHT). https://dgnc.de/patienteninformationen/schaedel-hirn-trauma-sht. Zugegriffen: 1. Mai 2025.

Schulz-Drost, S., Matthes, G., & Ekkernkamp, A. (2015). Erstversorgung des Patienten mit schwerem Thoraxtrauma. *Notfall+Rettungsmedizin, 18,* 421–437.

Storz, P., Ashmawy, H., Kivillis, M., & Knoefel, W. T. (2020). Das stumpfe Abdominaltrauma. *Notaufnahme up2date, 2,* 59–72.

CRM im Traumateam

Margot Dietz-Wittstock und Florian Wartenberg

Zwischenfälle und Fehler in der Medizin sind keine Seltenheit. Die Ursache hierfür liegt in rund 70 % der Fälle im Bereich von Human Factors und mangelnder Teamarbeit. Somit sind die effektive Teamarbeit und ein konstruktives Fehlermanagement als wichtige Faktoren der Behandlungssicherheit von Schwerverletzten zu sehen.

Die Erstbeurteilung und Versorgung der meisten Traumapatienten erfolgt durch ein Traumateam. Die Zusammensetzung eines solchen Teams variiert von Klinik zu Klinik. Das Weißbuch und die S3-Leitline der Schwerverletztenversorgung DGU regelt die Zusammensetzung eines Schockraumteams in der entsprechenden Traumazentrumsstufe. Wichtig ist, dass ein Teammitglied die Rolle des Teamleiters übernimmt, der die Erstbeurteilung und Versorgung überblickt und koordiniert, aber selbst nicht direkt an der Durchführung der Akutmaßnahmen beteiligt ist. Wenn es die personelle Ausstattung zulässt, können ein Arzt und eine Pflegekraft als Teamleitung fungieren. Dies hat sich in z. B. australischen Schockräumen bereits bewährt.

- **Aufgaben der Traumateamleitung**
    - Briefing des Teams vor Eintreffen des Patienten
    - Überwachung und Überprüfung der Vorbereitung des Teams und des Raums
    - Übertragung der anstehenden Aufgaben an die Teammitglieder
    - Beaufsichtigung der Übergabe des Patienten durch das Notfallteam

---

M. Dietz-Wittstock (✉)
Boren, Deutschland
E-Mail: dietzma@diako.de

F. Wartenberg
Westerborstel, Deutschland
E-Mail: fwartenberg@wkk-hei.de

- Wiederholung der gegebenen Informationen bei der Übergabe
- Dokumentieren aller durchgeführten Akutmaßnahmen
- Debriefing des Teams am Ende der Versorgung
- **Aufgaben der Teammitglieder (je nach Teamgröße)**
  - Beurteilung des Patientenzustandes
  - Durchführung von diagnostischen und therapeutischen Maßnahmen
  - Anschließen an das Monitoring
  - Vollständiges Entkleiden des Patienten
  - Einbringen von Einwänden und Ideen
- Notfallpflegende, die über fundierte Kenntnisse in der Versorgung Schwerverletzter verfügen, sind integraler Bestandteil des Traumateams.

5.1 Grundlagen der Kommunikation im Team

Um Kommunikation zu verstehen, muss man die verschiedenen Arten der Kommunikation kennen!

Neben der verbalen und nonverbalen Kommunikation spielt auch die paraverbale Kommunikation eine große Rolle, diese beschreibt die Stimmlage, Lautstärke und Melodie des Gesagten. Jede Nachricht hat laut dem Modell von F. Schulz von Thun vier Ebenen: Sachebene, Beziehungsebene, Appellebene und die Selbstoffenbarungsebene. Der Sender einer Nachricht hat eine Intension, welche Ebene er ansprechen möchte, es kann aber beim Empfänger passieren, dass dieser die Nachricht auf einer anderen Ebene dekodiert.

Die Kommunikation im Schockraum sollte grundsätzlich auf der Sachebene erfolgen.

5.1.1 Briefing und Debriefing

Bereits vor Ankunft des Patienten im Schockraum sollte ein Briefing (Vorbesprechung) mit dem ganzen Team durch den Teamleiter anhand standardisierter Vorgaben erfolgen (Abb. 5.1).

> Im Debriefing, der Nachbereitung eines „Einsatzes", geht es darum, das, was passiert ist, zu reflektieren, zu analysieren und einzuordnen.

▶ **Wichtig**
Die Schockraumversorgung sollte im Sinne der Qualitätsentwicklung mittels Debriefing (Nachbesprechung) möglichst standardisiert anhand einer Checkliste evaluiert werden. Dies dient einerseits dazu, mögliche inhaltliche oder strukturelle Fehler in der Schockraumversorgung aufzudecken, und kann helfen, diese zukünftig zu vermeiden, andererseits dient es aber auch zur gegenseitigen Wertschätzung und der Möglichkeit, Lob auszusprechen!

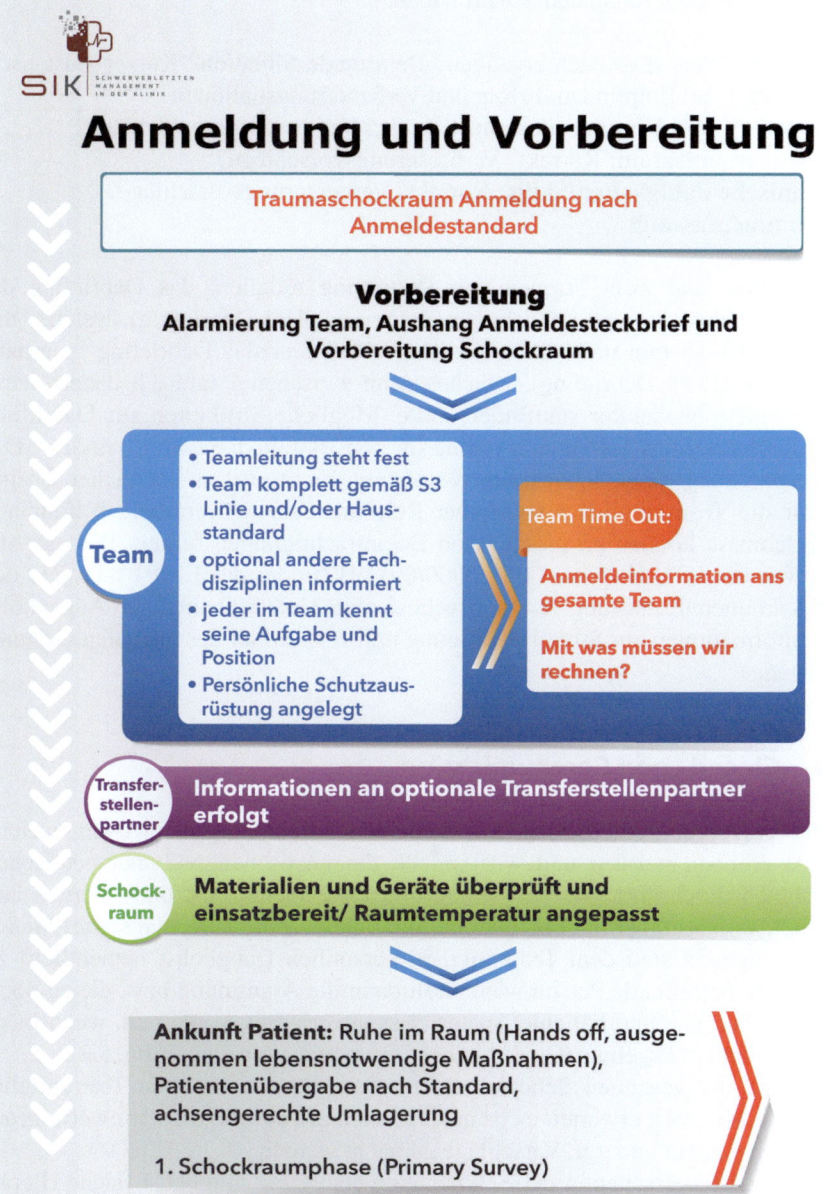

Abb. 5.1 Briefingtafel

Ein Debriefing kann folgenden Ablauf haben:

- **Blitzlicht:** Wie ist es euch ergangen? Belastende Situation? Kurzer Austausch zu subjektivem Empfinden, Erfolg und Verbesserungsoptionen
- **Teamwork und Kommunikation:** Korrekt? Verbesserungsvorschläge?
- **Arbeitsorganisation:** Korrekt? Verbesserungsvorschläge?
- **Technische Fähigkeiten/Skills:** Korrekt? Verbesserungsvorschläge?
- **Zusammenfassung**

Grundsätzlich sind zwei Formen von Debriefing möglich: das Debriefing direkt im Anschluss an eine Schockraumversorgung (Hot Debriefing), welches die Dauer von 10–15 min nicht überschreiten sollte, oder das Debriefing innerhalb von 24–72 h (Cool Debriefing), welches dann zwischen 1 und 3 h dauern kann und mit einem Moderator stattfinden sollte. Mögliche Strukturen zur Durchführung von Debriefings lassen sich online im „NERDfalledizin-Blog" finden. Die Nachbesprechung einer Schockraumversorgung, nicht nur auf fachlicher Ebene, kann für die Teammitglieder von hoher Relevanz sein. Unverarbeitete traumatische Erlebnisse können zu psychischen Beeinträchtigungen führen. Weitere Angebote wie die PSU-Helpline (Tel.: 0800/0911912) oder das EMPTY-Projekt der DGINA können Entlastung durch psychosoziale Unterstützung auf Augenhöhe sowie Informationen zur Stressbewältigung und zum Erhalt der mentalen Gesundheit bieten.

5.1.2 Closed Loop Communication

Bei der Versorgung im Schockraum sollte jedes Teammitglied wissen, welche Befunde erhoben wurden und wer welche diagnostischen und therapeutischen Maßnahmen durchführt. Die Tätigkeiten und Untersuchungsbefunde werden laut mitgeteilt, wobei immer nur ein Teammitglied gleichzeitig sprechen sollte. Anordnungen/Aufgaben sind dem Teammitglied persönlich (möglichst namentlich) zu erteilen. Die betreffende Person wiederholt dann die Anordnung bzw. die zu übernehmende Aufgabe und berichtet später, dass sie erledigt wurde und, wenn möglich, mit welchem Ergebnis (Closed Loop Communication, siehe Abb. 5.2).

Während der gesamten Schockraumversorgung wird von allen Teammitgliedern aktive Mitarbeit erwartet. es ist ausdrücklich erwünscht, dass Hinweise gegeben, Fragen gestellt und ggf. Vorschläge gemacht werden.

Idealerweise herrschen in der Schockraumversorgung möglichst flache Hierarchien.

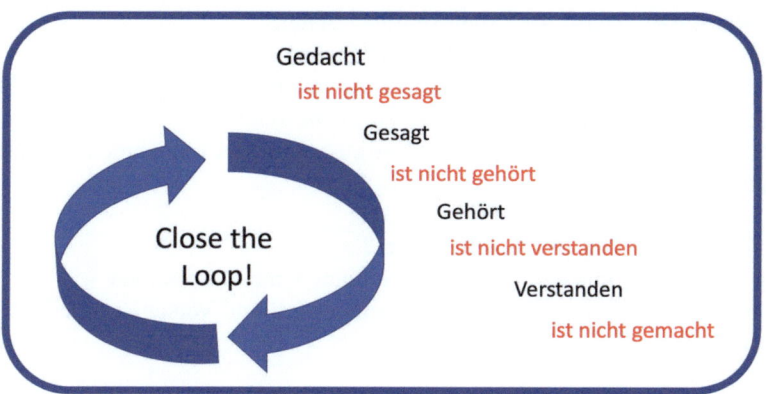

Abb. 5.2 Closed Loop Communication

5.2 CRM-Prinzipien „10 für 10", „Team-Time-Out", FORDEC

Beim Auftreten von Problemen (beginnendes Chaos) oder beim Stellen einer neuen Diagnose haben sich unterschiedliche Vorgehensweisen wie „10 für 10", „Team-Time-Out" oder „FORDEC" bewährt.

Beim **„10 für 10"** oder „Team-Time-Out" sollte das ganze Team zu einer kurzen Unterbrechung fast aller Tätigkeiten aufgefordert werden. Die kurze Unterbrechung soll durch eine gemeinsame Absprache und Ausrichtung ein strukturiertes Vorgehen des gesamten Teams ermöglichen. Alle hören kurz zu, alle Informationen werden zusammengetragen, Ideen vorgebracht und etwaige Bedenken beispielsweise analog des FORDEC-Handlungsschemas geäußert. Nach der Entscheidungsfindung wird ein Plan für die nächsten Schritte aufgestellt und die Aufgaben werden verteilt (siehe Abb. 5.3).

Abb. 5.3 Prinzip „10 für 10"

Wann kann das „10 für 10" angewendet werden?
- Zu Beginn einer Behandlung oder beim Stellen einer Arbeitsdiagnose
- Immer wenn man das Gefühl hat, im Ablauf festzustecken, oder die Behandlung nicht den gewünschten erwarteten Erfolg zeigt
- Wenn man das Gefühl hat, Chaos ist ausgebrochen (zunehmender Lärm und Hektik im Raum)

Wie wird das „10 für 10" durchgeführt?
- Um Ruhe bitten und dann das formale Team-Time-Out nehmen
- Alle Teammitglieder sollen zuhören, mitdenken und Vorschläge/Bedenken einbringen

Das 6-stufige **FORDEC-Handlungsschema** (Tab. 5.1) soll dazu dienen, in komplexen Umfeldern strukturierte sachorientierte Teamentscheidungen zu treffen.

Vorteile des FORDEC sind:

- Generieren und Vergleichen mehrerer Optionen gegenüber intuitiven Entscheidungen
- Minderung der Einflüsse von mentalen Fehlermechanismen (Heuristiken, kognitiven Verzerrungen)
- Transparenz des Entscheidungsprozesses

Tab. 5.1 FORDEC-Handlungsschema

F – Facts	**Fakten** Wie ist die Situation? Was ist das Problem?
O – Options	**Optionen** Welche Handlungsmöglichkeiten gibt es?
R – Risks & Benefits	**Risiken und Chancen** Welche Risiken hat jede Option? Was könnte die Option bewirken?
D – Decision	**Entscheidung** Was tun wir? Wie lautet unsere Entscheidung?
E – Execution	**Ausführung** Was sind die nächsten Schritte? Wer tut was?
C – Check	**Überprüfen** Verbessert sich die Situation? Erneutes FORDEC notwendig?

Tab. 5.2 CRM-Grundsätze nach Rall und Gaba (Rall & Lackner 2010)

1	Kenne deine Arbeitsumgebung.
2	Antizipiere und plane voraus.
3	Hilfe anfordern, lieber früher als später.
4	Übernimm die Führungsrolle oder sei ein gutes Teammitglied mit Beharrlichkeit.
5	Verteile die Arbeitsbelastung.
6	Mobilisiere alle verfügbaren Ressourcen (Personen und Technik).
7	Kommuniziere sicher und effektiv – sag, was dich bewegt.
8	Beachte und verwende alle vorhandenen Informationen.
9	Verhindere und erkenne Fixierungsfehler.
10	Habe Zweifel und überprüfe genau („Double-Check", nie etwas annehmen).
11	Verwende Merkhilfen und schlage nach.
12	Reevaluiere die Situation immer wieder (wende das 10-s-für-10-min-Prinzip an).
13	Achte auf gute Teamarbeit – andere unterstützen und sich koordinieren.
14	Lenke deine Aufmerksamkeit bewusst.
15	Setze Prioritäten dynamisch.

Nachteile des FORDEC könnten sein:

- Zu lange Diskussion
- Autorität hat Einfluss auf die Entscheidung

15 CRM-Prinzipien nach Rall und Gaba
Das Beachten der Crew- oder Crisis-Resource-Management-Prinzipien kann viele vermeidbare Zwischenfälle verhindern (Tab. 5.2).

5.3 Reflexionsfragen

Nach der Beschäftigung mit diesem Kapitel sollten Sie folgende Fragen beantworten können:
- Warum ist die Teamarbeit im Schockraum von großer Bedeutung für den Patienten?
- Wozu kann ein sogenanntes „10-für-10-Manöver" dienen? Wie wird dieses durchgeführt?
- Was beinhalten die einzelnen Schritte des FORDEC-Handlungsschemas?
- Wie lauten die 15 CRM-Regeln nach Rall und Gaba?
- Welche Aufgaben hat die Teamleitung im Schockraum?

Literatur

American College of Surgeons Committee on Trauma. (2018). *Advanced trauma life support* (10. Aufl.). Urban & Fischer/Elsevier.

Becker, D. (2022). Schockraummanagement. In M. Dietz-Wittstock, M. Kegel, P. Glien, & M. Pin (Hrsg.), *Notfallpflege – Fachweiterbildung und Praxis* (S. 301–320). Springer-Verlag.

Canzian, S., Glenn, M., Henn, R., Howard, J., Koestner, A., & Seislove, E. B. (2013). *Advanced trauma care for nurses. Student manual.* (Unveröffentlichtes Manuskript).

Eschenbach, T. (2024). Infografik Debriefing. https://nerdfallmedizin.blog/2024/12/02/infografik-debriefing/. Zugegriffen: 9. Dez 2024.

Kersten, C., Fink, K., Michels, G. & Busch, H.-J. (2021). Crew Resource Management im Schockraum. *Med Klin Intensivmed Notfmed [Crew resource management in emergency centers], 116*(5), 377–388. https://doi.org/10.1007/s00063-021-00808-1.

Laue, F., Ramadanov, N., & Matthes, G. (2019). Schockraummanagement beim Schwerverletzten. *Notfall+Rettungsmedizin, 22,* 63–78.

Marx, D., Richter, L., & Quernheim, G. (2022). Kommunikation in der Notaufnahme. In M. Dietz-Wittstock, M. Kegel, P. Glien, & M. Pin (Hrsg.), *Notfallpflege – Fachweiterbildung und Praxis* (S. 53–70). Springer-Verlag.

Marx, D. (2017). *Faktor Mensch®. Sicheres Handeln in kritischen Situationen* (2. Aufl.). MEDI-LEARN GbR.

Rall, M., & Lackner, C. K. (2010). Crisis Resource Management (CRM). *Notfall+Rettungsmedizin, 13*(5), 349–356. https://doi.org/10.1007/s10049-009-1271-5.

Airway und Breathing (HWS-Immobilisation), Störungen der Atemwege und der Atmung

6

Florian Wartenberg und Michael Kegel

Aufgrund der engen Zusammenhänge der Atemwegsmanagements und der Atemfunktion sind diese Aspekte gemeinsam in diesem Kapitel dargestellt. Nach der Beschreibung der Kriterien für eine HWS-Stabilisierung werden die Atemwegsstörungen thematisiert sowie Maßnahmen zur Atemwegssicherung aufgezeigt. Das Vorgehen der Atemwegssicherung mit entsprechenden Hilfsmitteln sowie Möglichkeiten bei schwierigem Atemweg werden erläutert, außerdem werden mögliche Auswirkungen eines Thoraxtraumas sowie passende Maßnahmen hierzu skizziert.

6.1 HWS-Immobilisation

Bei polytraumatisierten Patienten ist in ca. 10 % der Fälle mit einer Verletzung der Halswirbelsäule zu rechnen. Auch wenn sich die Auswahl der korrekten HWS-Immobilisationsmethode derzeit im Wandel befindet und Gegenstand einiger Diskussion ist, müssen Verletzungen der Wirbelsäule aufgrund der hohen Bedeutung für den Patienten frühzeitig erkannt und adäquat therapiert werden.

Ob die HWS-Immobilisation mittels einer starren Zervikalstütze („Stifneck") oder eines Kopffixiersets („Headblocks") mit einer Vakuummatratze bzw. eines Spineboards erfolgt, hängt von den regionalen Standards ab.

F. Wartenberg (✉)
Notfalltraining, Bildungszentrum für Berufe im Gesundheitswesen am Westküstenklinikum, Heide, Deutschland
E-Mail: fwartenberg@wkk-hei.de

M. Kegel
Fachweiterbildung für Notfallpflege, Bildungsakademie der Gesundheit Nord, Bremen, Deutschland
E-Mail: Michael.kegel@gesundheitnord.de

© Der/die Autor(en), exklusiv lizenziert an Springer-Verlag GmbH, DE, ein Teil von Springer Nature 2025
M. Dietz-Wittstock und M. Kegel (Hrsg.), *Versorgung von Schwerverletzten im Schockraum*, https://doi.org/10.1007/978-3-662-71123-1_6

▶ Notfallpflegende müssen die Technik der HWS-Immobilisation sicher beherrschen.

Folgende anamnestische Faktoren zeigen ein Risiko für eine HWS-Verletzung auf:

- Sturz aus über 1 m Höhe oder mehr als 5 Treppenstufen
- Axiales Stauchungstrauma (z. B. Sprung ins seichte Wasser)
- Verkehrsunfall mit
  - >100 km/h
  - Überschlag
  - Herausschleudern aus dem Fahrzeug
  - Zweiradunfall
  - Kollision mit Bus oder PKW

Die NEXUS-Kriterien (Abb. 6.1) bieten eine einfache, anerkannte und sensitive Entscheidungshilfe, ob eine Immobilisation der HWS erforderlich ist. Wenn alle 5 Kriterien negativ sind, kann ergänzend noch eine aktive Funktionsüberprüfung der HWS durch eine Rotation von 45 Grad auf beiden Seiten eine HWS-Verletzung ausschließen.

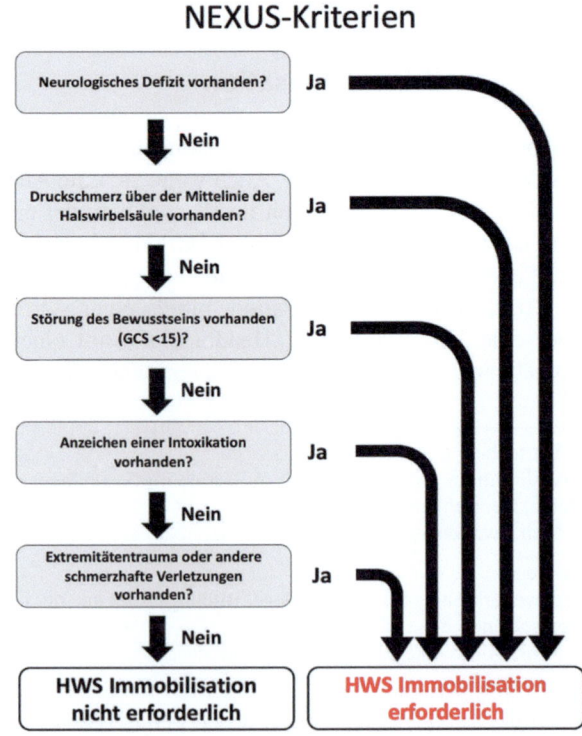

Abb. 6.1 NEXUS-Kriterien zur HWS-Immobilisation

Im Rahmen der klinischen Untersuchung sollten somit auch immer die NEXUS-Kriterien beurteilt werden:

- Ist ein neurologisches Defizit als Zeichen einer Rückenmarkverletzung vorhanden?
- Gibt der Patient einen Druckschmerz im Rahmen der HWS-Untersuchung an?
- Kann der Patient die Symptome klar wahrnehmen bzw. äußern oder werden diese durch eine Verminderung des Bewusstseins, eine Intoxikation oder durch ablenkende Verletzungen nicht wahrgenommen oder überschattet?

6.2 Atemwegsstörungen

Die Beurteilung der Atemwege und Atmung hat bei der Versorgung von Traumapatienten oberste Priorität. Ein hohes Risiko für Atemwegsstörungen besteht bei Patienten mit schweren Gesichts- und Kieferverletzungen, mit Hals-, Kehlkopf- oder Trachealverletzungen und bei Patienten mit veränderter Bewusstseinslage infolge Schädel-Hirn-Trauma, Blutverlust, Alkohol und/oder Drogen. Jeder Traumapatient sollte Sauerstoff erhalten.

Ziele des Atemwegs- und Beatmungsmanagements bei Traumapatienten sind:

- Freihalten und Sichern der Atemwege
- Adäquate Oxygenierung
- Adäquate und effektive Belüftung der Lunge

▶ Die Beurteilung der Atemwege und der Atmung eines Traumapatienten erfolgt nach der Methode „Sehen, Hören und Fühlen".

1. **Sichtbare** Anzeichen von Atemwegs- und Atmungsstörungen:

- Blut, Erbrochenes, Fremdkörper in der Mundhöhle
- Blässe oder Zyanose
- Unruhe, veränderter Bewusstseinszustand
- Schwere Kiefer- und Gesichtsverletzung
- Hals-, Kehlkopf- oder Luftröhrenverletzung
- Asymmetrische Brustwandbewegung
- Paradoxe Brustwandbewegung
- Abnorme Anstrengung beim Atmen
- Einsatz der Atemhilfsmuskulatur
- Tachypnoe oder abnorme Atemfrequenz

2. **Hörbare** Anzeichen von Atemwegsstörungen:

- Fehlende oder verminderte Atemgeräusche
- Stridor

- Schnarchen, Gurgeln
- Heiserkeit
- Unfähigkeit zu sprechen

3. **Fühlbare** Anzeichen von Atemwegsstörungen:

- Verminderte Luftströmung
- Thoraxbewegungen
- Brustwandinstabilität und Krepitation
- Subkutane Luftansammlung im Weichteilgewebe (Emphysem mit typischem „Schneeknistergeräusch")

Zur Einschätzung der Intubationsbedingungen sollte, wenn möglich, bei allen Patienten eine Untersuchung der Atemwege anhand des LEMON-Konzeptes durchgeführt werden:

L – Look externally (von außen beobachten)
E – Evaluation (3–3–1-Regel)
M – Mallampati-Klassifikation (Einsehbarkeit des Rachens)
O – Obstruktion
N – Neck Mobility (Beweglichkeit des Halses)

6.3 Maßnahmen zur Atemwegssicherung und Beatmung

Kinn nach oben heben/Esmarch-Handgriff (Chin Lift/Jaw Thrust, Abb. 6.2).

1. Zur Öffnung der Atemwege Kinn anheben/Esmarch-Handgriff bei gleichzeitiger Ruhigstellung der HWS. Dazu muss eine Person die HWS stabilisieren und eine weitere die Atemwege öffnen.
2. Atemwege mit Yankauer (spezieller starrer Absaugkatheter) oder großvolumigem Absaugkatheter von Sekreten und Speiseresten befreien.

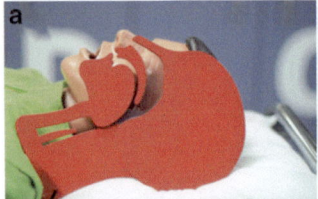 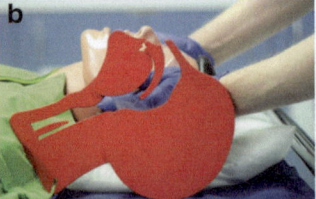 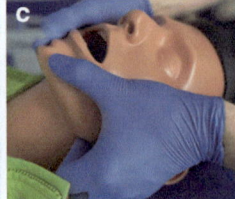

Abb. 6.2 Manuelle Maßnahmen zum Freimachen der Atemwege. **a** Verlegter Atemweg. **b** Freimachen der Atemwege durch Reklination des Kopfes. **c** Esmarch-Handgriff. (Aus Kegel 2022)

6.3.1 Oropharyngealtubus/Guedel-Tubus

- Bei wachen Patienten, bewusstlosen Patienten mit Würgereflex und bei Patienten mit oropharyngealen Verletzungen keinen Guedel-Tubus verwenden.
- Passende Tubusgröße wählen (Schenkel am Mundwinkel und Spitze im Kieferwinkel anlegen).
- Eine falsche Tubusgröße kann zu einer Atemwegsobstruktion oder Würgereiz führen.
- Guedel-Tubus umgekehrt (Bogen zeigt nach oben) in den Mund einführen, bis er den hinteren Teil des Pharynx berührt. Anschließend den Tubus um 180 Grad in die richtige Position drehen (Abb. 6.3).
- Der Guedel-Tubus kann auch mithilfe eines Zungenspatels eingeführt werden. Dazu Zunge mit dem Zungenspatel herunterdrücken und Tubus einführen (Spitze zeigt nach unten).
- Durchgängigkeit der Atemwege prüfen und Atemgeräusche abhören.

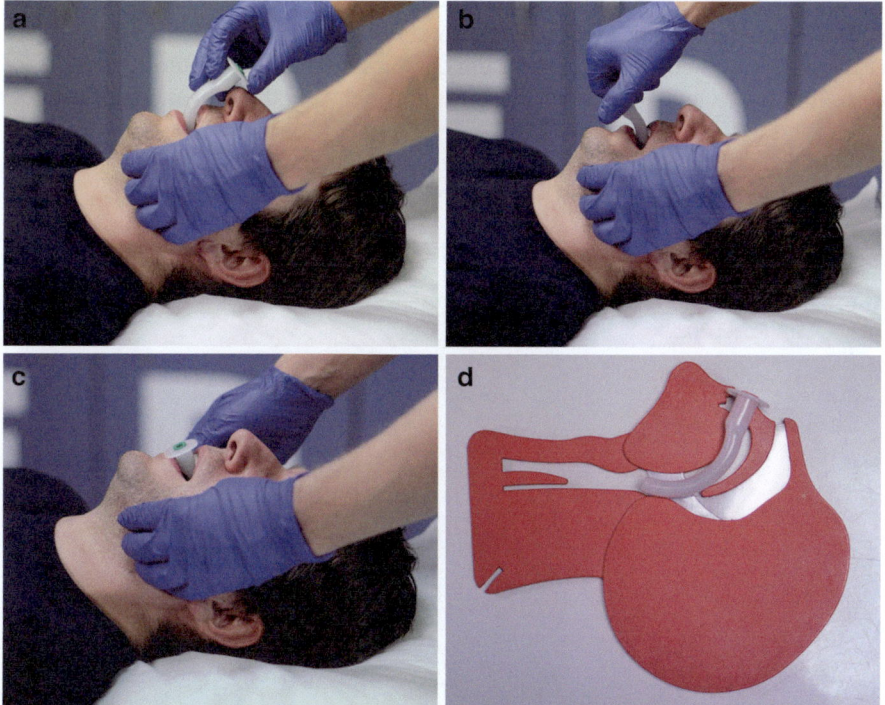

Abb. 6.3 Anlage eines Guedel-Tubus. **a** Einlegen des Guedel-Tubus mit der Spitze zum harten Gaumen. **b** Drehung um 180 Grad. **c** Finale Position. **d** Endlage im Modell. (Aus Kegel 2022)

Achtung
- Ein zu kleiner Guedel-Tubus kann die Zunge zurück in den Rachen drücken und die Atemwege versperren.
- Ein zu langer Guedel-Tubus kann den Kehldeckel gegen den Luftröhreneingang drücken und die Atemwege zusätzlich verengen sowie Brechreiz auslösen.

6.3.2 Nasopharyngealtubus/Wendel-Tubus

- Kann für wache oder halbwache Patienten verwendet werden.
- Richtige Größe bestimmen. Dazu Schenkel des Tubus vom Rand der Nasenlöcher bis zum Kieferwinkel oder unteren Rand des Ohrläppchens anlegen.
- Nasenlöcher inspizieren und die durchgängigere Seite zur Einführung des Tubus wählen.
- Nasopharyngealen Tubus mit wasserlöslichem Gleitgel einstreichen und vorsichtig in das Nasenloch einführen (die abgeschrägte Öffnung des Tubus zeigt dabei zur Mittellinie). Tubus vorschieben, bis er an der hinteren Rachenwand hinter der Zunge platziert ist (Abb. 6.4).
- Bei Widerstand: Tubus nicht mit Gewalt einführen.
- Wendel-Tubus vorsichtig drehen, um das Einführen zu erleichtern.
- Beim bleibendem Widerstand Tubus zurückziehen und in das andere Nasenloch einführen.
- Durchgängigkeit der Atemwege prüfen und Atemgeräusche abhören.
- **Nicht anzuwenden bei Mittelgesichtsfrakturen!**

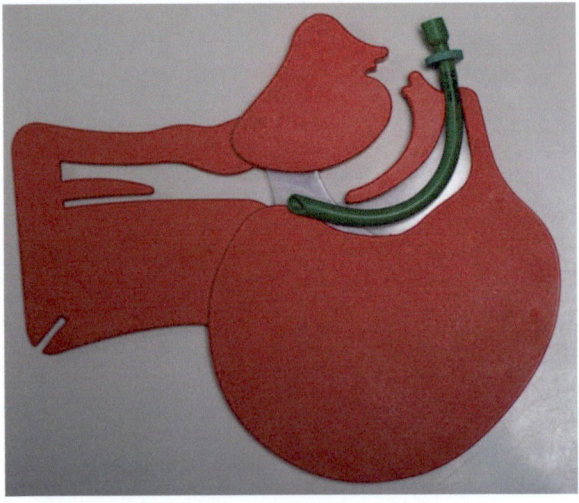

Abb. 6.4 Wendel-Tubus. (Aus Kegel 2022)

Achtung
- Die nasale Intubation ist bei Patienten mit Nasenverletzungen, Schädelbasisfrakturen, deformierter Nase, Gesichtsverletzungen und Gerinnungsstörungen kontraindiziert.
- **Ein freier Atemweg allein reicht nicht, es muss auch eine ausreichende Ventilation sichergestellt werden.**

6.3.3 Beutel-Masken-Beatmung

1. Ein Demandventil oder ein gefülltes Reservoir mit hohem Sauerstoffflow (15 l/min) sollten verwendet werden.
2. Maske so fest über den Mund des Patienten legen, dass keine Luft entweichen kann (Abb. 6.5).
3. Zu einer adäquaten Beatmung des Patienten sind möglicherweise zwei oder mehr Personen erforderlich: eine Person zum Ruhigstellen der HWS, eine weitere Person zum Abdichten der Maske und Hochdrücken des Kinns (Esmarch-Handgriff) und eine Person zum Beatmen des Patienten.
4. Atemwege freihalten.
5. Den Patienten mit normaler Atemfrequenz und normalem Atemzugvolumen beatmen.
6. Heben des Brustkorbs beobachten.
7. Atemhub über 1 Sekunde hinweg verabreichen.
8. Wenn möglich, Kapnografie einsetzen.

▶ Eine aggressive Beatmung mit zu hohem Druck auf den Beatmungsbeutel kann zu einer Magenüberblähung mit Erbrechen und Aspiration führen.

Zu kurze Ausatemphasen führen zu einer Erhöhung des CO_2-Wertes (Azidosegefahr) und einem ansteigenden Druck in der Lunge.

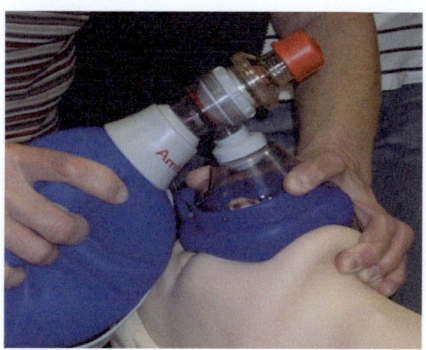 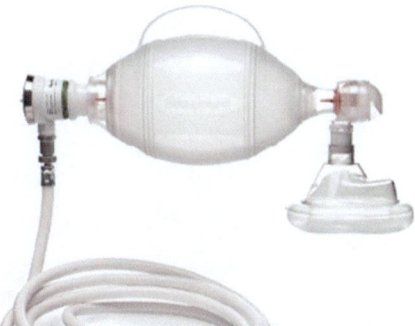

Abb. 6.5 a Beatmung mit Beatmungsbeutel. b Beutel mit Demand-Ventil (Fotos: Wartenberg)

6.3.4 Endotracheale Intubation

- Die Intubationmittels eines endotracheal liegenden Beatmungstubus zählt als sicherer Atemweg.
- Der Cuff (Blockerballon) dichtet den Tubus in der Trachea ab und schützt vor einer Aspiration.
- Der Cuffdruck sollte zur Vermeidung von Ulzerationen zeitnah mittels eines Cuffdruckmessers überprüft werden (nicht größer als 30 mmHg).
- Die endotracheale Intubation ermöglicht eine ausreichende Beatmung mit 100 % Sauerstoff.
- Die definitive Atemwegssicherung kann mithilfe oro- oder nasotrachealer Tuben, chirurgischer Koniotomieoder Tracheotomie erfolgen.

▶ Bei Verdacht oder Bestätigung einer Rückenmarkverletzung muss die Überstreckung des Halses während der Intubation vermieden werden. Während der Intubation muss die HWS mittels einer „Inline-Stabilisierung" manuell stabilisiert werden.

Vorbereitung
Bereits zum Dienstbeginn sollten die Notfallausrüstung und alle hierfür benötigten Geräte und Materialien kontrolliert werden. Vor der Durchführung einer Intubation müssen sämtliche Geräte und Instrumente nochmals überprüft werden (Abb. 6.6).

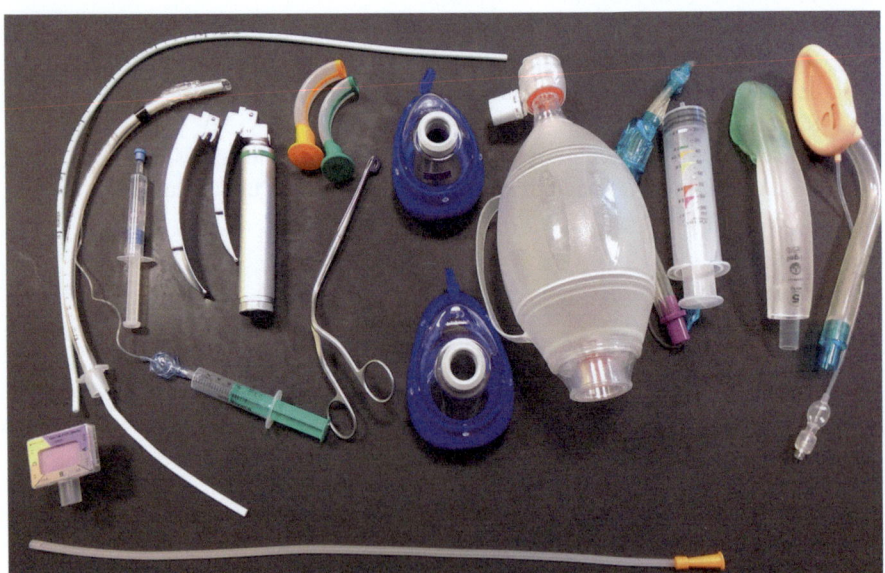

Abb. 6.6 Materialien zur Intubation (Foto: Wartenberg)

- Endotrachealtuben verschiedener Größen bereitlegen, Cuff auf Dichtigkeit testen
- 10-ml-Spritze zum Blocken des Tubus
- Führungsstab (Intubationshilfe) in den Tubus einführen (Gleitmittel verwenden)
- Lange Intubationshilfe (Gum Elastic Bougie [GEB], Typ Eschmann)
- Laryngoskop mit funktionierender Lichtquelle und 3er-Macintosh-Spatel (4er-Macintosh und Miller-Spatel bereithalten)
- Passender Guedel-Tubus (Beißschutz)
- An ein funktionierendes Absauggerät angeschlossener großlumiger Absaugkatheter
- Magill-Zange zur Entfernung von Fremdkörpern
- Pflaster bzw. handelsübliches Verbandsmaterial zur Befestigung des Tubus
- Stethoskop
- CO_2-Messgerät (Kapnografieoder Kolorimetrie)

Durchführung
Die Pflegefachkraft ist für die Vorbereitung und Assistenz der Intubation verantwortlich (Tab. 6.1).

▶ Der Traumapatient gilt grundsätzlich als **nicht nüchtern,** daher wird stets eine „Rapid-Sequence-Induktion" (RSI, Blitzintubation) durchgeführt.

- Vor der Intubation Patienten mit 100 % O_2 präoxygenieren.
- RSI-Medikamente verabreichen:
  1. Analgetikum (Opioid, in der Regel Fentanyl/Sufentanil), Ketanest S
  2. Hypnotikum (Propofol, Thiopental, Midazolam)
  3. Muskelrelaxans (Succinylcholin, Rocuronium)
- Durch die Gabe der Medikamente werden optimale Intubationsbedingungen hergestellt, da der Patient tief bewusstlos ist und der Schmerzreiz der Laryngoskopie ausgeschaltet ist.

▶ Erhöhte Aspirationsgefahr durch Erlöschen der Schutzreflexe!

- Während der Intubation Vitalzeichen und Sauerstoffsättigung (Pulsoxymetrie) überwachen und QRS-Ton einschalten (auf Tonmodulation achten).
- Assistenz bei der Intubation (Laryngoskop in die linke Hand, Tubus in die rechte Hand des Intubierenden anreichen, Laryngoskop- und Tubusspitze zeigen zum Fußende).
- Ggf. Kehlkopf nach Ansage mobilisieren (BURP-Manöver).
- Cuff nur so weit blocken, dass die Luftröhre ausreichend abgedichtet ist (mit 5–10 ml). Es ist genug geblockt, wenn keine Luft am Tubus vorbei strömt.
- Auf Nebengeräusche während der Beatmung achten.
- Beatmung fortsetzen.

Tab 6.1 Ablauf der Intubation

Intubationsablauf	
Präparieren Intubationsbedingungen optimieren	Indikation zur Intubation
	Schwieriger Atemweg? Aspirationsgefahr?
	Cave: Notfallintubation stets RSI
	Zuständigkeiten klären (wer macht was?)
	Monitoring, Beatmungsgerät
	Venöser Zugang, Medikamente
	Rückfallebene vorhanden? Videolaryngoskop, Larynxmaske/Larynxtubus
Präoxygenieren	3 min 100 % O_2 mit dichter Maske, ggf. Maskenbeatmung/CPAP
Prämedikation Analgesie Kreislauf Paralyse nach Medikamentengabe	Atropin / Akrinor
	Analgesie:
	Sufentanyl 0,15–0,7 µg/kgKG
	Fentanyl 1–2 µg/kgKG
	Hypnotikum:
	Propofol 1–2,5 mg/kgKG
	Esketamin 0,5–1 mg/kgKG bzw. Ketamin 1–2 mg/kgKG
	Thiopental (2,5–) 5 mg/kgKG
	Midazolam 0,2 mg/kgKG
	Relaxans:
	Succinylcholin 1–1,5 mg/kgKG
	Rocuronium 1–1,2 mg/kgKG
Positionierung	Jackson-Position
	Cave: HWS-Immobilisierung
Platzierung Intubation	Tubuslage korrekt?
	CO_2 – Messung!
	Auskultation
Postintubationsmanagement	Beatmungsgerät einstellen
	Narkose fortführen

- Korrekte Lage des Tubus überprüfen (sichere Intubationszeichen: Tubuseinlage zwischen den Stimmbändern unter Sicht und exspiratorisches CO_2).
- Weiterhin muss die Tiefe mittels Auskultation des Magens und des Thorax überprüft werden (ein zu tiefer Tubus liegt häufig im rechten Hauptbronchus).
- Thorax auf gleichmäßige Brustkorbbewegungen beobachten.
- Hautfarbe und Bewusstseinslage des Patienten prüfen.
- Kapnografie zur kontinuierlichen Messung des endexspiratorischen CO_2-Gehalts.
- Zur weiteren Lagekontrolle Tiefe des Endotrachealtubus an der Zahnreihe bestimmen (häufig 20–24 cm).

- Tubus sicher fixieren.
- Nach der Intubation ist eine fortlaufende Beurteilung der Atemgeräusche zwingend erforderlich, ebenso **nach jeder Umlagerung des Patienten.**

Komplikationen der endotrachealen Intubation
- Intubation der Speiseröhre (letal, wenn nicht erkannt)
- Intubation des rechten Hauptstammbronchus
- Erbrechen und Aspiration von Mageninhalt
- Verletzungen der Pharyngeal- oder Trachealschleimhaut
- Risswunden an Lippen oder Zunge
- Absplittern/Ausbrechen der Zähne

Falls sich die Beatmung oder die Intubation schwierig gestalten, können die Maßnahmen aus Tab. 6.2 hilfreich sein und zum Erfolg führen. Optimierungsmöglichkeiten zur Atemwegssicherung

Suction-Assisted Laryngoscopy and Airway Decontamination (SALAD): Intubation unter ständiger Absaugung (Abb. 6.7)
Die Sicherung des Atemweges hat bei einem Notfall mit akuten Atemwegsproblemen (A-Problem) höchste Priorität. Besonders schwierig wird es jedoch, wenn Erbrochenes oder Blut die Sicht auf die Epiglottis beeinträchtigen. Insbesondere bei der im Notfall priorisierten Videolaryngoskopie können schon kleinste Mengen an Sekret auf der Optik den Intubationserfolg verhindern. Mit jedem erneuten Intubationsversuch steigt die Gefahr einer Hypoxie und Aspiration. Bei kon-

Tab 6.2 Checkliste: Optimierungsmöglichkeiten zur Atemwegssicherung

	Maske	Larynxmaske/Larynxtubus	*Endotrachealtubus*
1. Bedingungen	Jackson-Position, Esmarch-Handgriff, Höhe der Trage, „Rampe"		
• Kopf, Hals	Gebiss rein	Kopf führen, Gebiss raus	
• Larynx	Externe Larynxmanipulation		„BURP-Manöver"
• Technik	+2–4 Hände, Oberkörper hoch, Cuffdruck		Drehung
2. Hilfsmittel	Guedel-/Wendel-Tubus	Einführhilfe	Führungsstab, Bougie, Videolaryngoskop/Bronchoskop
3. Größe/Typ	Andere Größe/Form/ Füllung Kissenmaske	I-Gel I-LMA	Spatelgröße/Typ (Miller, McCoy) Tubustyp
4. Saugung	Blutung/Sekret im Weg: Yankauer/OP-Sauger		Saugung über Tubus
5. Muskeltonus	Vertiefung Analgosedierung/Relaxierung versus Antagonisierung (Suggamadex/Naloxon)		

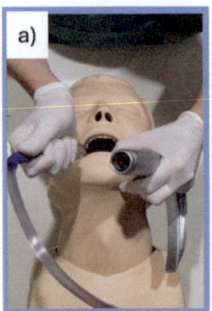 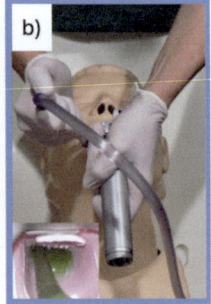 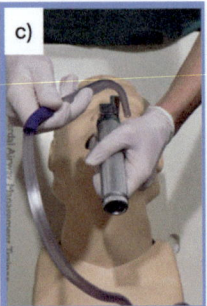 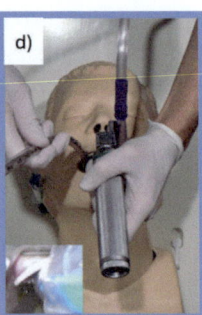

Abb. 6.7 SALAD-Intubation. **a** Rachen absaugen. **b** Laryngoskop unter kontinuierlicher Absaugung einführen. **c** Absaugkatheter nach links verschieben. **d** Intubation unter Sicht. (Aus Glatz et al. 2021)

tinuierlich nachlaufendem Sekret (z. B. Erbrochenem durch Regurgitation, Blut bei gastrointestinalen Blutungen, Traumata oder nach einer Tonsillektomie) sollte daher nicht nur vor und nach, sondern auch während der Intubation gründlich abgesaugt werden. Vor der Intubation wird der Mund-Rachen-Raum gründlich mit einem großlumigen, starren Absaugkatheter (z. B. Yankauer oder DuCanto) von jeglichem Sekret befreit. Anschließend wird das Videolaryngoskop unter permanentem Sog eingeführt. Sobald die Stimmbandebene sichtbar ist, wird der Sauger nach links verschoben und vor der Ösophagusöffnung positioniert. Der Katheter fixiert sich selbst, und eine endotracheale Intubation unter Sicht sollte möglich sein. Vor der ersten Beatmung müssen die unteren Atemwege stets mit einem flexiblen Absaugkatheter durch den Tubus von Sekret befreit werden. Danach erfolgt die Lagekontrolle durch Kapnometrie und Auskultation.

6.3.5 CO_2-Messung (kolorimetrisch und Kapnografie/-metrie)

Die CO_2-Konzentration in der Ausatemluft kann mittels verschiedener Hilfsmittel festgestellt werden und gibt wichtige Auskünfte zur korrekten Tubuslage, Einstellung der Beatmung sowie zur Atem- und Kreislauffunktion. Eine einfache und mobile Feststellung des CO_2-Gehaltes in der Atemluft des Patienten kann mittels eines kolorimetrischen CO_2-Detektors durchgeführt werden. Je nach gemessenem CO_2-Wert verändert sich die Farbe des Detektorfeldes.

Die Kapnometrie zeigt die in- und exspiratorische CO_2-Konzentration numerisch an (Ventilator/Monitor). Die Kapnografie gibt zusätzliche Informationen durch eine grafische Kurvendarstellung des gemessenen CO_2-Wertes (Abb. 6.8).

▶ Die CO_2-Messung liefert uns kontinuierlich Informationen über die Qualität der Beatmung und des Kreislaufs.

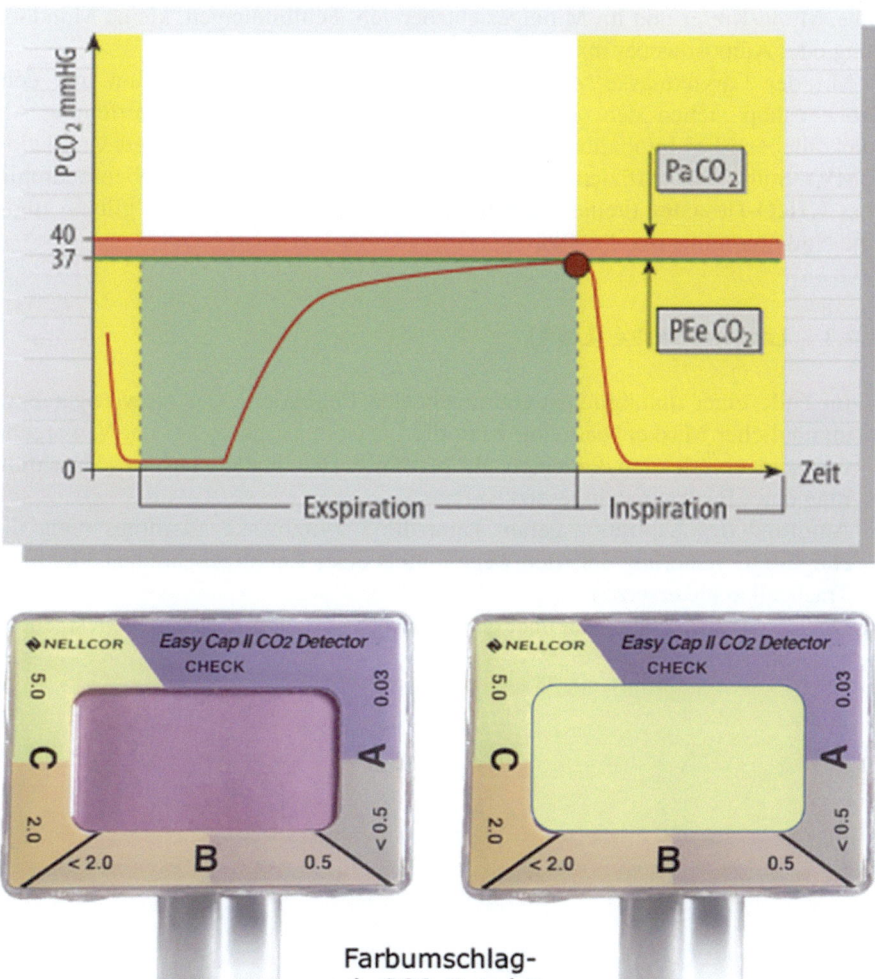

Abb. 6.8 CO_2-Messung. *Oben*: Kapnografiekurve. (Aus Ziegenfuß 2021). *Unten:* Kolorimetrische CO_2-Messung mit Farbumschlag bei CO_2-Detektion. (Aus Kegel 2022)

6.4 Der schwierige Atemweg

Unter dem Begriff „schwieriger Atemweg" werden Probleme zusammengefasst, die während der Atemwegssicherung auftreten können.

Der Traumapatient bietet eine Vielzahl von möglichen Problemen bei der Atemwegssicherung, welche durch das Trauma oder die anatomischen Verhältnisse entstehen können. Dazu gehören Immobilisierung der HWS, Verletzungen an

Hals, Mund/Kiefer und im Mittelgesichtsbereich, Fehlbildungen, kleine Mundöffnung oder Adipositas per magna.

Mit der Larynxmaske, dem Larynxtubus, dem Videolaryngoskop und dem Bronchoskop stehen dem Intubierenden gute Alternativen zur Verfügung. Als Rückfallebene bei Intubationsproblemen gilt stets die Beutel-Masken-Ventilation (BMV). Sollte eine suffiziente BMV nicht möglich sein, droht ein lebensbedrohliches **KIKO-Desaster** (keine Intubation, keine Oxygenierung). Hier gilt es, zügig eine Notkoniotomie durchzuführen.

6.4.1 Larynxmaske (LMA)

- Im Falle einer unmöglichen endotrachealen Intubation oder schwieriger bzw. unmöglicher Maskenbeatmung kann die Larynxmaskeauch bei der Versorgung von schwerverletzten Patienten als bewährte „Rückfallebene" zur Durchführung einer Beatmung eingesetzt werden.
- Aufgrund der Aspirationsgefahr kann die Larynxmaske allerdings nicht die endgültige Sicherung der Atemwege mittels eines Endotrachealtubus oder einer Trachealkanüle ersetzen.
- Die Larynxmaske legt sich über den Kehlkopf und dichtet diesen weitestgehend ab (Abb. 6.9).

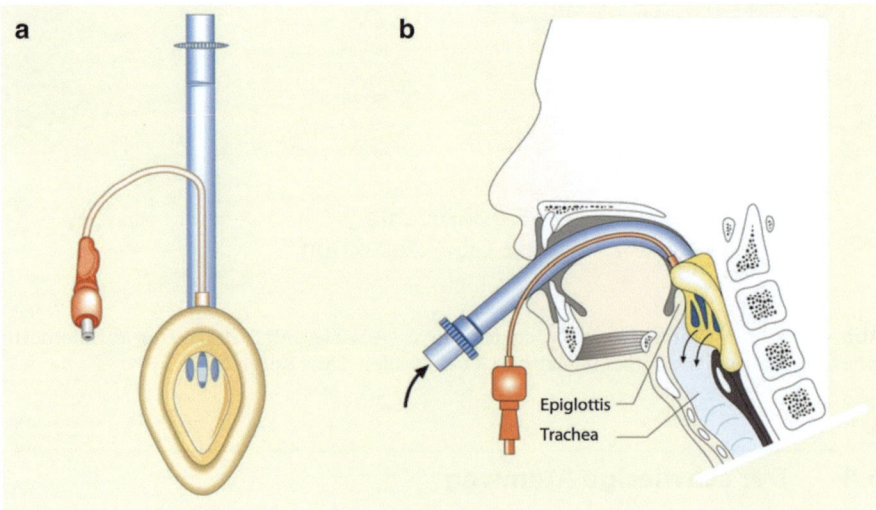

Abb. 6.9 a Larynxmaske. **b** Korrekte Position der Larynxmaske: Die Spitze der Maske liegt im Bereich des oberen Ösophagussphinkters, die Seiten der Maske zeigen in den Recessus piriformis des Kehlkopfs, der obere Anteil der Maske schließt mit der Zungenwurzel ab. Die Glottis und die Öffnung der Maske stehen einander gegenüber; bei aufgeblasenem Cuff bildet sich am Maskenrand eine abdichtende Manschette, sodass auch eine maschinelle Beatmung möglich ist. (Aus Larsen et al. 2021)

- Da auch die sichere Einlage einer Larynxmaske ausreichend Übung erfordert, sollte diese Technik regelmäßig geübt werden.
- Nach einer Optimierung der Umgebungsbedingungen müssen die Atemwege des Patienten mittels eines endotracheal liegenden Tubus oder einer Trachealkanüle endgültig gesichert werden.

6.4.2 Larynxtubus (LT)

- Der Larynxtubus dient ebenfalls als Rückfallebene zur Sicherung des Atemwegs.
- Dieser Tubus wird „blind" in den Rachen eingelegt.
- Die Spitze soll aufgrund der speziellen Form im Ösophagus zum Liegen kommen. Über ein Zuleitungslumen werden zwei Ballons zur Abdichtung des Ösophagus und des Rachens gefüllt (Abb. 6.10).
- Der Larynxtubus zählt als extraglottischer Atemweg und hat auch bei wenig geübten Anwendern ein hohe Erfolgsrate zur korrekten Positionierung.
- Für die Einlage des Larynxtubus sind nur geringe Manipulationen von Kopf und Hals erforderlich.
- Zur Anlage muss der Unterkiefer bis zur Positionierung des Larynxtubus angehoben werden (direktes Anheben oder Esmarch-Griff). Hierdurch vergrößert sich der Rachenraum, und die Möglichkeit zur korrekten Positionierung wird verbessert.
- Nach der erfolgreichen Positionierung sollte über das gastrale Lumen noch eine Magensonde zur Druckentlastung eingelegt werden.

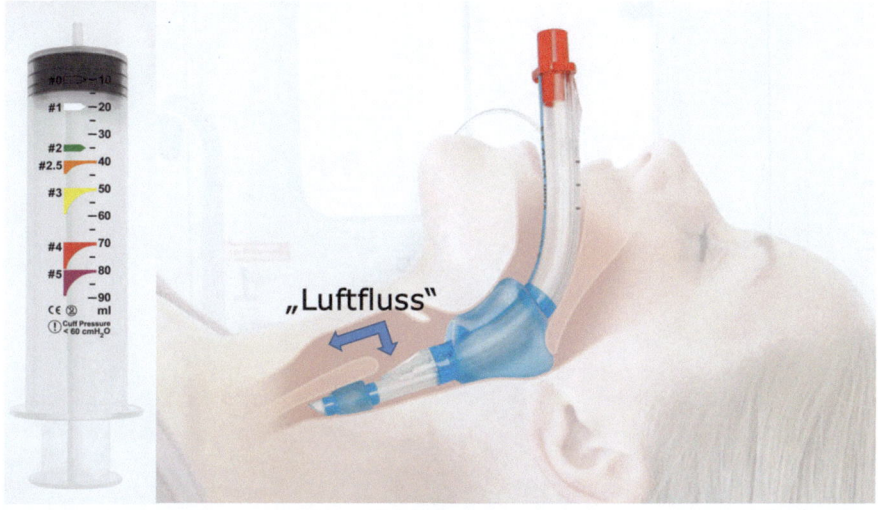

Abb. 6.10 Larynxtubus. **a** Spezielle Blockerspritze. **b** Lage des farbkodierten *(rot)* Larynxtubus im Patienten mit Abdichtung des Rachens und des Ösophagus. (Mit freundlicher Genehmigung der Firma VBM-Medizintechnik)

▶ Cuffdruck überprüfen (max. 60 cm H$_2$O)!

- Nach einer Optimierung der Umgebungsbedingungen müssen die Atemwege des Patienten mittels eines endotracheal liegenden Tubus oder einer Kanüle endgültig gesichert werden.

6.4.3 Videolaryngoskop (Glidescope, C-Mac, D-Blade, Bronchoskop)

Videolaryngoskope erlauben die Intubation ohne Manipulation an der HWS durch eine Optik am Spatelende (indirekte Laryngoskopie über einen Monitor) auch bei schwierigen anatomischen Verhältnissen (Abb. 6.11).

6.4.4 Koniotomie

- In seltenen Fällen ist die Koniotomie als lebensrettende Maßnahme zur Sicherstellung der Sauerstoffversorgung erforderlich.
- Dies gilt insbesondere für Situationen, in denen keine Intubation und keine Beatmung möglich ist („Can't intubate, can't ventilate").
- Zügiges und entschlossenes Handeln des gesamten Teams ist erforderlich.

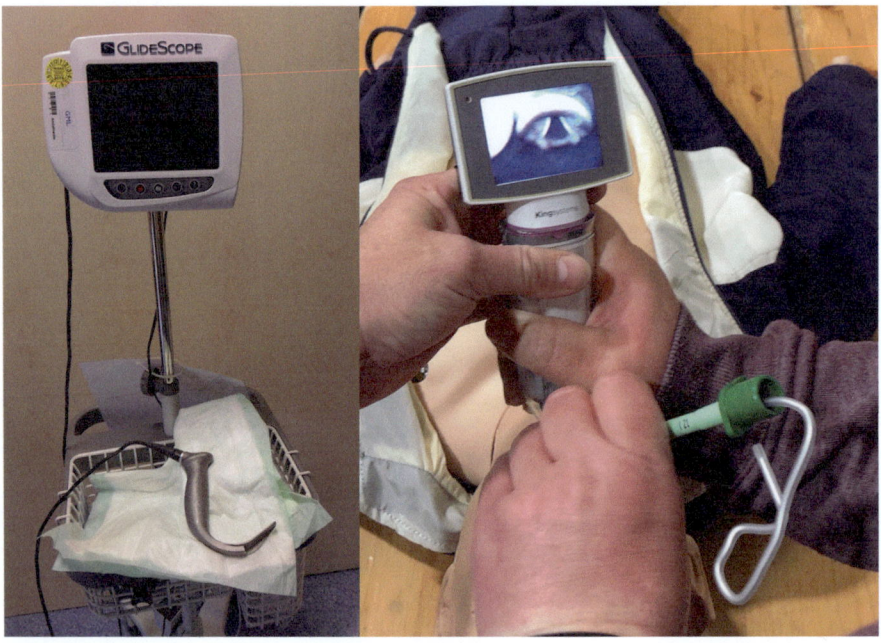

Abb. 6.11 a Glidescope. b King-Vision Videolaryngoskop

▶ Die Koniotomie ist nur dann indiziert, wenn alle anderen Maßnahmen zur Atemwegssicherung versagt haben und nur so der Erstickungstod des Patienten verhindert werden kann.

- Im Notfall wird anstelle der Tracheotomie (in der Regel in Höhe der 2.–4. Trachealknorpelspange) aufgrund der zügigeren Durchführbarkeit und geringeren Blutungsgefahr eine Koniotomie durchgeführt.
- Eine Koniotomie ist die notfallmäßige Durchtrennung des Bandes zwischen Schild- und Ringknorpel (Ligamentum cricothyroideum).
- Schneller und einfacher Zugang zur Trachea.
- Grundsätzlich lassen sich zwei Durchführungsvarianten unterscheiden:

1. Punktion mittels Koniotomieset
   - Spezielle Punktionskanülen mit integrierten blockbaren Tuben, z. B. Quicktrach II
   - Direkte Punktion (Stichinzision) der Trachea
2. Chirurgische Koniotomie
   - Eröffnung der Trachea mittels eines Skalpells
   - Einlage eines dünnen Tubus (z. B. 6,0 mm ID)
   - Empfehlenswert sind spezielle Sets zur Koniotomie
   - Steht das Instrumentarium nicht zur Verfügung, können auch ein Skalpell und ein Nasenspekulum bzw. eine Schere zum Spreizen verwendet werden (s. Abb. 6.12).

6.4.5 Erbrechen und Aspiration

- Im Gegensatz zu geplanten operativen Eingriffen treten Unfallereignisse unerwartet auf.
- Diese Notfallpatienten gelten immer als „nicht nüchtern" und können jederzeit erbrechen, was zu einer Aspiration verbunden mit erhöhter Morbidität und Mortalität führen kann.
- Während des Erbrechens muss der Atemweg sofort freigemacht werden.

6.5 Besondere Patientengruppen

Die Atemwegssicherung kann aufgrund der Anatomie bei adipösen Patienten und durch ein zunehmendes Ödem im Bereich der Atemwege bei Patienten mit Inhalationstrauma erschwert sein.

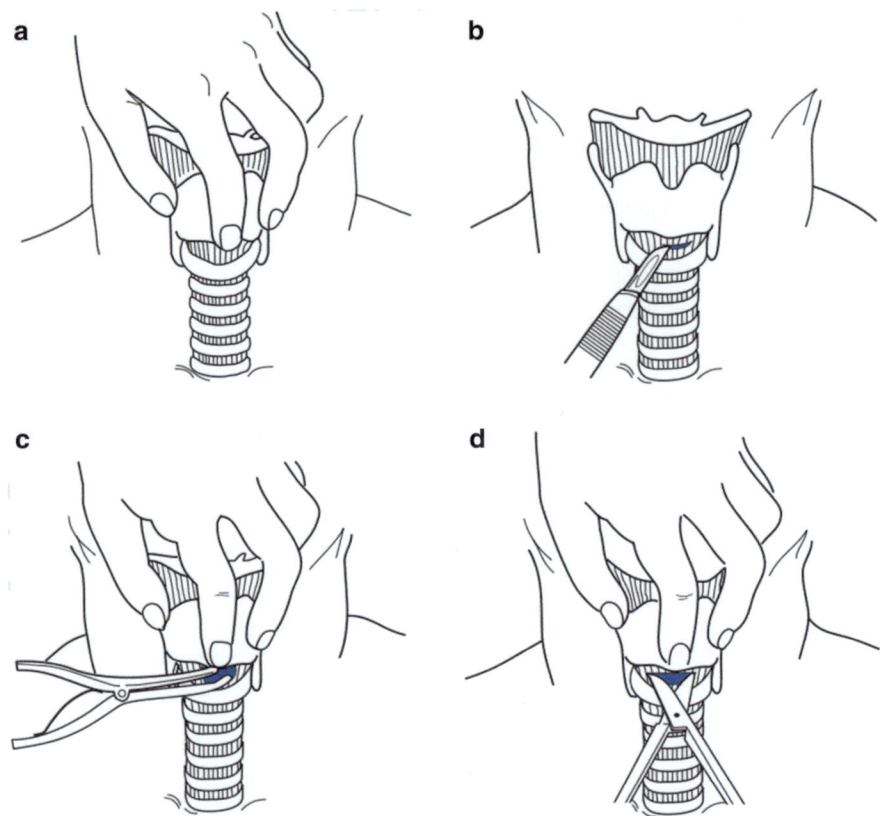

Abb. 6.12 Koniotomie. **a** Palpation der Membrana cricothyroidea zwischen Schild- und Ringknorpel. **b** Inzision der Membran. **c** Spreizen der Membran. **d** Stumpfe Präparation. (Aus Larsen und Ziegenfuß 2018)

6.5.1 Adipöse Patienten

- Anatomische Orientierungspunkte sind nicht immer sicher erkennbar (auch zur Koniotomie).
- Masken-Beutel-Beatmung kann aufgrund der Gesichtsform erschwert sein.
- Atemwege sind möglicherweise schlecht einsehbar
- Frühzeitiger Einsatz von Videolaryngoskopen oder weiteren Hilfsmitteln zur Atemwegssicherung.
- Rückfallebenen zur Atemwegssicherung sollten immer bereitstehen.
- Wenn möglich, sollte die Atemwegssicherung bei besonders adipösen Patienten immer mit einem erfahrenen Oberarzt (Anästhesie) und HNO-Bereitschaft durchgeführt werden.

▶ Die Oberkörperhochlagerung (Ohr auf Sternumhöhe) schafft bessere Intubationsbedingungen und erleichtert somit die Intubation.

6.5.2 Patienten nach Inhalationstrauma

- Inspektion des Rachens (Verbrennungen, Ruß und Ödeme).
- Ruß um Nase und Mund geben wichtige Hinweise auf ein Inhalationstrauma.
- Schwellung der oberen Atemwege möglich – hierdurch erschwerte Intubation.
- Stimmveränderungen, Heiserkeit und Stridor deuten auf ein Atemwegsödem hin.
- Videolaryngoskope oder flexible Bronchoskope erlauben eine Visualisierung der Atemwege mitsamt der Stimmbänder.
- Großzügige und frühzeitige Entscheidung zur Intubation.

> Atemwegs- und Atemprobleme bei Traumapatienten, die nicht schnell genug erkannt und nicht aggressiv behandelt werden, können zur Hypoxie, einer schnellen Zustandsverschlechterung und zum Tod führen.

Bei akuter Verschlechterung der Atmung muss eine Prüfung nach dem DOPE-Schema erfolgen (Tab. 6.3).

6.6 Aufrechterhaltung der Narkose

Der intubierte/beatmete Traumapatient bedarf dringend einer Aufrechterhaltung der Narkose, da er sich sonst nach Wirkende der Intubationsmedikation gegen den Tubus wehren wird. Die Aufrechterhaltung erfolgt in aller Regel als **T**otal**i**ntravenöse **A**nästhesie (TIVA), d. h. Analgetikum und Hypnotikum werden ausschließlich intravenös verabreicht, eventuell auch kontinuierlich über Spritzenpumpen. Die Aufrechterhaltung der Narkose sollte stets von entsprechend ausgebildetem Personal durchgeführt werden (Anästhesie).

Tab 6.3 DOPE-Schema

Dislokation	Tubus außerhalb der Trachea oder einseitig
Obstruktion	Schleim, Fremdkörper oder Knick im Tubus
Pneumothorax	Atemgeräusch vermindert SpO_2 sinkt Hypotonie
Equipmentversagen	Strom- oder O_2-Versorgung Leckage Fehlfunktion

6.7 Thoraxtrauma

Häufig kommt es bei polytraumatisierten Patienten zu Thoraxverletzungen, die es in der ersten Schockraumphase zu erkennen gilt.

6.7.1 Lungenkontusion

Die Lungenkontusion ist eine Schädigung des Lungenparenchyms aufgrund eines Traumas und tritt erst zeitverzögert auf. Die einfache Lungenkontusion ist nur radiologisch zu erkennen, kann jedoch auch mit einer respiratorischen Insuffizienz und Hypoxämie einhergehen. Als Folge der Quetschung des Lungenparenchyms kommt es zu Einblutungen und einem Lungenödem, daher ist eine engmaschige Kontrolle der Patienten dringend notwendig.

Therapeutische Basismaßnahmen sind hochdosierte Sauerstoffgabe (8–15 l/min), Lagerung und Analgesie. Je nach Begleiterkrankungen, z. B. COPD, kann auch die frühe Intubation mit einer angepassten Beatmung sinnvoll sein.

6.7.2 Pneumothorax

Ein Pneumothorax bezeichnet den Kollaps eines Lungenflügels durch Eindringen von Luft in den Pleuraspalt. Dabei kann die Luft durch einen Riss des Lungengewebes von innen oder durch ein Trauma von außen (offener Pneumothorax) eintreten.

▶ **Wichtig**
Durch eine Überdruckbeatmung, insbesondere nach Intubation, kann sich ein einfacher Pneumothoraxin einen Spannungspneumothorax verwandeln.

6.7.3 Spannungspneumothorax

- Im Gegensatz zu einem Pneumothorax steigt der Druck in der Pleurahöhle bei einem Spannungspneumothorax zunehmend an.
- Aufgrund eines Ventilmechanismus kann die eingesaugte Luft in der Pleurahöhle nicht mehr entweichen.
- Die weitere Zunahme des Luftvolumens führt zu einem einseitigen Druckanstieg mit Verschiebung des Mediastinums auf die nicht betroffene Seite, was zu einer Kompression des Herzens und der herznahen Gefäße führt (Abb. 6.13).
- Hierdurch sinkt die Herzleistung (kardialer Output) bis hin zum funktionellen Kreislaufstillstand.

Abb. 6.13 Lagerung des Patienten, mit markiertem „Triangle of Safety" zur Punktion. (Aus Kegel 2022)

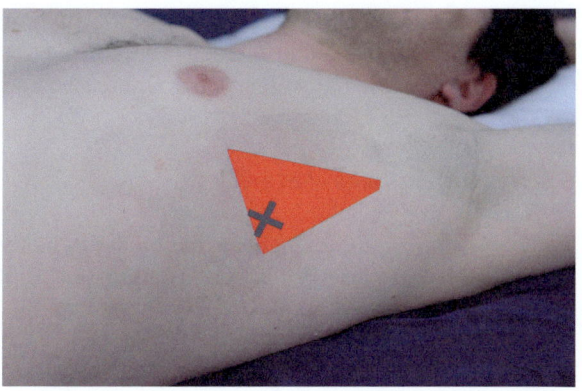

Klinik eines Spannungspneumothorax
- Starke Atemnot
- Einseitig fehlende oder verminderte Atemgeräusche
- Gestaute Halsvenen (bei hypovolämischen Patienten nicht immer sichtbar)
- Zunehmende Tachykardie
- Hypotonie
- Asymmetrische Brustwandbewegung
- Perkussion: hellklingender, langanhaltender hypersonorer Klopfschall (bei der Geräuschkulisse im Schockraum in der Regel schwer zu beurteilen)
- Bei intubierten Patienten:
  – Zunehmender Beatmungsdruck oder abnehmendes Beatmungsvolumen als Zeichen der Druckerhöhung Zyanose eventuell TrachealverschiebungTrachealverschiebungals spätes Zeichen

▶ Der Spannungspneumothorax ist ein lebensbedrohliches Krankheitsbild, welches einer sofortigen Intervention durch eine Dekompression bedarf.

Maßnahmen zur Dekompression eines Spannungspneumothorax
Bei einem Spannungspneumothorax kann auch eine Entlastungspunktion mittels einer Kanüle als lebensrettende Intervention durchgeführt werden. Hierzu eignen sich insbesondere spezielle Kanülen mit einer Länge von über 8 cm. Wenn keine adäquate Nadel zur Dekompression verfügbar ist, kann auch ein Entlastungsversuch mit einer möglichst langen peripheren Venenverweilkanüle (PVK) erfolgen. Diese Kanülen können allerdings aufgrund ihrer maximalen Länge von 5 cm zu kurz sein. Außerdem verfügen PVKs der neueren Generation über ein integriertes Rückschlagventil, das überbrückt werden müsste.

Die Entlastungspunktion wird an der Bülau-Position (4.–6. ICR in Höhe der vorderen bis mittleren Axillarlinie) empfohlen.

▶ Die Entlastungspunktion kann nur als kurzfristige Überbrückungsmaßnahme betrachtet werden. Hierauf muss immer eine chirurgische Thorakotomie mit Anlage einer Drainage folgen.

6.7.4 Benötigtes Material

- Thoraxdrainage (Größe abhängig von der Indikation)
- Steriles Loch- und Abdecktuch, Kompressen, Tupfer
- Antiseptikum zur Hautdesinfektion, Waschschälchen, Klemme zur Desinfektion
- Skalpell (11er-Klinge)
- Schere zur Präparation
- Kornzange oder gebogene Klemme
- Nahtmaterial (Größe 0) und Nadelhalter
- Drainagesystem (ggf. mit Verbindung zum Vakuumanschluss)
- Lokalanästhesie (Medikament, Kanüle, Spritze)
- Mindestens Mund-Nasen-Schutz, sterile Handschuhe, idealerweise steriler Kittel und Haarschutz
- Verbandmaterial und Fixierpflaster
- Ultraschallgerät

▶ Um das benötigte Material immer vollständig und zügig griffbereit zu haben, empfiehlt sich die Vorbereitung von Sets oder Boxen für die Anlage einer Thoraxdrainage.

6.7.5 Vorbereitung und Durchführung

▶ **Wichtig**
Vor der Anlage einer Thoraxdrainage sollte immer eine sonografische Kontrolle zur Überprüfung der Indikation und der korrekten Lokalisation erfolgen. Die Ausnahme bildet ein akuter Spannungspneumothorax.

- Drainagesystem einsatzfähig machen (Sogverbindung, Wasserschloss)
- Sogstärke nach Anordnung einstellen (häufig 20 cm H_2O)
- Funktionsfähigkeit der Drainage überprüfen
- Material bereitstellen
- Patient auf den Rücken oder auf der nicht zu punktierenden Seite lagern; ggf. Oberkörper erhöht lagern
- Arm des Patienten auf der zu drainierenden Seite über den Kopf legen (Erweiterung der Interkostalräume und verbesserter Zugang)
- Sichern venösen Zugang und Überwachung des Patienten gewährleisten
- Desinfektion und Lokalanästhesie
- Hautdesinfektion und steriles Abdecken

- Hautinzision (ca. 4–5 cm parallel zur Rippe)
- Stumpfe Präparation mittels Klemme oder Schere am Oberrand der Rippe
- Durchstoßen der Pleura und manuelles Austasten der Thoraxhöhle
- Einbringen der Drainage
- Fixieren der Drainage mittels Naht (idealerweise „Tabaksbeutelnaht") und Verbinden der Drainage mit dem vorbereiteten Drainagesystem
- Sicheres Fixieren der Verbindungsstellen und sterile Wundversorgung mittels Schlitzkompressen
- Abschließende Kontrolle mittels eines Röntgenbildes vom Thorax (Abb. 6.14)

6.8 Massiver Hämatothorax

Ein massiver Hämatothorax (siehe Abb. 6.14) ist gekennzeichnet durch eine schnelle Ansammlung von mehr als 1500 ml Blut im Pleuraspalt, häufig hervorgerufen durch eine penetrierende Verletzung.

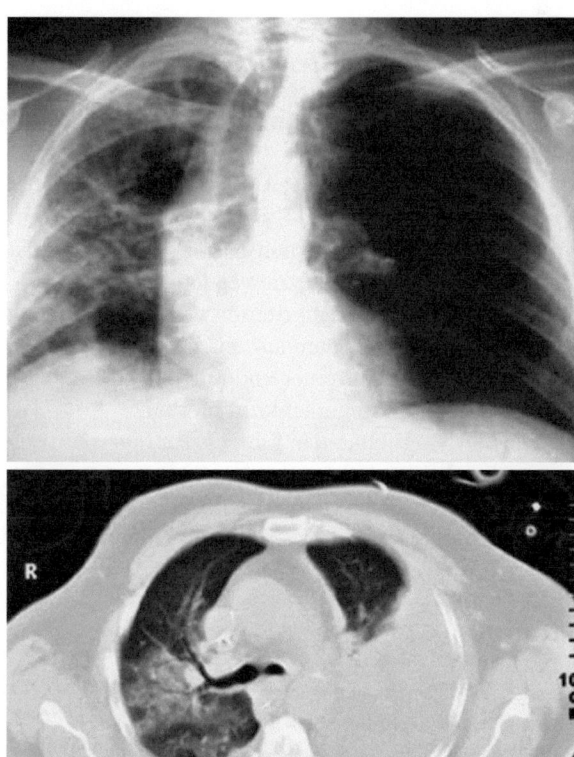

Abb. 6.14 a Spannungspneumothorax. b Hämatothorax. (Aus Schmitz et al. 2007)

- Fehlendes Atemgeräusch und gedämpfter Klopfschall (hyposonor) auf der betroffenen Seite
- Kollabierte Halsvenen
- Schocksymptomatik durch hohen Blutverlust, verschärft durch Hypoxie

Als Erstmaßnahme zur Dekompression sollte stets die Thoraxdrainage (Bülau-Position) erfolgen. Des Weiteren ist die Volumensubstitution mit kristalloiden Lösungen/Erythrozytenkonzentraten zur Schockbehandlung und die Hypoxievermeidung wichtig.

Besteht die Möglichkeit, abgesaugtes Blut in geeigneten Behältern zu sammeln und zur Autotransfusion aufzubereiten, sollte davon Gebrauch gemacht werden (Cell-Saver). Im Fall einer persistierenden Blutung kann eine Versorgung durch Thorakotomie im OP notwendig sein.

▶ Sollten bei einem intubierten Patienten nur einseitig Atemgeräusche zu hören sein, stets die einseitige Intubation in Betracht ziehen, bevor invasive Maßnahmen vorgenommen werden.

6.9 Reflexionsfragen

Nach der Beschäftigung mit diesem Kapitel sollten Sie folgende Fragen beantworten können:
- Anhand welcher Kriterien soll eine HWS-Immobilisation erfolgen?
- Welche Anzeichen und Symptome deuten auf eine Störung der Atemwege hin?
- Welche Techniken können zum Freihalten der Atemwege sowie zur Beatmung von Traumapatienten angewendet werden?
- Welche Beobachtungskriterien weisen auf ein akutes B-Problem hin?
- Welche Aspekte deuten auf einen schwierigen Atemweg hin?
- Wie ist der Ablauf einer endotrachealen Intubation und welche Verantwortlichkeiten hat die Pflegefachkraft hierbei?
- Welche Möglichkeiten gibt es zur alternativen Atemwegssicherung und wie werden diese durchgeführt?
- Welche Symptome deuten auf einen Spannungspneumothorax hin und welche Maßnahmen können zur Entlastung durchgeführt werden?

Literatur

Kegel, M. (2022). Unterstützung der Atemfunktion. In M. Dietz-Wittstock, M. Kegel, P. Glien, & M. Pin (Hrsg.), *Notfallpflege – Fachweiterbildung und Praxis* (S. 159–186). Springer-Verlag.

Schmitz, D., Waydas, C., & Nast-Kolb, D. (2007). Präklinische Versorgung bei Thoraxtrauma. *Notfall Rettungsmed, 10*, 255–265. https://doi.org/10.1007/s10049-007-0918-3.

Weiterführende Literatur

American College of Surgeons Committee on Trauma. (2018). *Advanced Trauma Life Support.* (10. Aufl.). Urban & Fischer Verlag/Elsevier.

Bernhard, M., Bein, B., Böttiger, B., Bohn, A., Fischer, M., Gräsner, J., & Hossfeld, B. (2015). AWMF S1-Leitlinie: Handlungsempfehlung zur prähospitalen Notfallnarkose beim Erwachsenen. Handlungsempfehlung zur prähospitalen Notfallnarkose beim Erwachsenen. *Notfall Rettungsmed 18.*

Deutsche Gesellschaft für Anästhesiologie und Intensivmedizin (DGAI) & Deutsche Interdisziplinäre Vereinigung für Intensiv- und Notfallmedizin (DIVI). (2020). S3-Leitlinie Analgesie, Sedierung und Delirmanagement in der Intensivmedizin (DAS-Leitlinie 2020). https://register.awmf.org/assets/guidelines/001-012l_S3_Analgesie-Sedierung-Delirmanagement-in-der-Intensivmedizin-DAS_2021-08.pdf. Zugegriffen: 18. Sept. 2024.

Deutsche Gesellschaft für Unfallchirurgie. (2022). Polytrauma/Schwerverletzten-Behandlung S3-Leitlinie. https://register.awmf.org/assets/guidelines/187-023l_S3_Polytrauma-Schwerverletzten-Behandlung_2023-06.pdf. Zugegriffen: 30. Juli 2024.

Glatz, C., Althaus, S., Grundgeiger, J., Damjanovic, D., Thiemann, S. (2021). Einfach und praktisch: „Suction-Assisted Laryngoscopy and Airway Decontamination" (SALAD). *Notfall Rettungsmed,· 24,* 79–82https://doi.org/10.1007/s10049-020-00740-5.

Hoffman, J. R., Wolfson, A. B., Todd, K., Mower, W. R., & NEXUS Group. (1998). Selective cervical spine radiography in blunt trauma: methodology of the National Emergency X-Radiography Utilization Study (NEXUS). *Annals of emergency medicine, 32*(4), 461–469.

Knacke, P., Rossi, R., Rupp, P., Schnelle, R., & Seekamp, A. (Hrsg.). (2015). *Das Trauma-Buch, Präklinische Versorgung Verletzter* (2. Aufl.). Stumpf & Kossendey Verlag.

Larsen, R. & Ziegenfuß, T. (2018). Tracheotomie. In R. Larsen, T. Ziegenfuß, & A. Mathes (Hrsg.), *Beatmung Indikationen – Techniken – Krankheitsbilder* (6. vollständig überarbeitete und aktualisierte Aufl., S. 154–174). Springer.

Larsen, R., Fink, T., & Müller-Wolff, T. (Hrsg.). (2021). *Anästhesie und Intensivmedizin für die Fachpflege* (10. Aufl.). Springer.

Laue, F., Ramadanov, N., & Matthes, G. (2019). Schockraummanagement beim Schwerverletzten. *Notfall+Rettungsmedizin, 22,* 63–78.

NAEMT. (2016). *Präklinisches Traumamanagement. Prehospital Trauma Life Support (PHTLS)* (Bd. 3. Aufl.). Elsevier.

Piepho, T., et al. (2023). AWMF S1-Leitlinie Atemwegsmanagement 2023. https://register.awmf.org/assets/guidelines/001-028l_S1_Atemwegsmanagement_2023-09.pdf. Zugegriffen: 30. Juli 2024

Pühringer, F., & Rex, C. (2017). Schwierige Atemwege. In R. Dubb, A. Kalwasser, F. Pühringer, & K. Schmid (Hrsg.), *Notfallversorgung und Pflege in der Notaufnahme. Praxisbuch für die multiprofessionelle Zusammenarbeit* (S. 102–107). Kohlhammer.

Roewer, N., & Thiel, H. (2017). *Taschenatlas der Anästhesie.* (6. aktualisierte und erweiterte Aufl.). Thieme.

Schleicher, P., Kobbe, P., & Bluth, M., et al. (2017). DGU Leitlinie Verletzungen der subaxialen Halswirbelsäule. https://www.awmf.org/uploads/tx_szleitlinien/012-032l_S1_Verletzungen-der-sububaxialen-HWS_2018-01.pdf. Zugegriffen: 27. Dez. 2021.

Ziegenfuß, T. (2017). *Notfallmedizin* (7. Ausg.). Springer Medizin Verlag.

Circulation, Störungen des Herz-Kreislauf-Systems

Michael Kegel

Bei allen schwerverletzten Patienten besteht die Gefahr der Entwicklung eines Schocks, welcher unbehandelt rasch zum Tode führt. Aufgrund der möglichen Blutverluste steht der hämorrhagische Schock im Vordergrund der Schwerverletztenversorgung. Auch bei fehlenden Schockzeichen muss bereits eine Prophylaxe des hypovolämischenSchocksdurchgeführt werden. Allerdings sind auch weitere Schockformen bei diesen Patienten möglich.

7.1 Schock

Im Rahmen der initialen Beurteilung des Patienten muss ein hämorrhagischer Schock nach einem Trauma frühzeitig erkannt werden. Dieser ist allerdings insbesondere in frühen Stadien oder durch Begleiterkrankungen bzw. Medikationen nicht immer einfach erkennbar. Daher muss bereits frühzeitig nach Zeichen einer mangelnden Durchblutung und Oxygenierung der Gewebe gesucht werden. Die Ermittlung der potenziellen Schockursachen muss im nächsten Schritt erfolgen.

▶ Bei schwerverletzten Traumapatienten sollte stets die Möglichkeit eines hämorrhagisch-hypovolämischen Schocks durch massive Blutungen oder eines hypovolämischen Schocks infolge erheblicher Flüssigkeitsverluste in Betracht gezogen werden.

Ein hämorrhagischer Schock ist häufig bereits schon durch den Verletzungsmechanismus abzuleiten. Die Behandlung hat dann gleichzeitig mit der Ermittlung der

---

M. Kegel (✉)
Fachweiterbildung für Notfallpflege, Bildungsakademie der Gesundheit Nord,
Bremen, Deutschland
E-Mail: Michael.kegel@gesundheitnord.de

© Der/die Autor(en), exklusiv lizenziert an Springer-Verlag GmbH, DE, ein Teil von Springer Nature 2025
M. Dietz-Wittstock und M. Kegel (Hrsg.), *Versorgung von Schwerverletzten im Schockraum*, https://doi.org/10.1007/978-3-662-71123-1_7

möglichen Ursache zu erfolgen. Verlässt man sich nur auf den systolischen Blutdruck als Zeichen eines Schocks, wird der Schockzustand möglicherweise zu spät erkannt (Tab. 7.2).

Insbesondere in frühen Schockstadien sind die Schockzeichen nicht immer einfach feststellbar. Durch das frühzeitige Erkennen und Einleiten einer adäquaten Therapie lässt sich die Sterblichkeit bedeutsam verringern. Hierbei gelten eine sofortige Blutungskontrolle und eine Wiederherstellung des intravasalen Volumens als wichtigste Maßnahmen. Durch eine differenzierte Volumentherapie lassen sich Komplikationen und Risiken einer Überinfusion bzw. Transfusion verringern bzw. vermeiden.

Bei der Behandlung des hämorrhagischen Schocks stehen folgende Ziele im Vordergrund:

- Definitive Blutungskontrolle
- Wiederherstellung des Volumens im Gefäßsystem und der Organperfusion
- Verbesserung und Unterstützung der Blutgerinnung
- Erhaltung einer normalen Körpertemperatur

7.1.1 Pathomechanismus

▶ Der Schock lässt sich als Zustand einer ungenügenden Organperfusion und Oxygenierung der Gewebe beschreiben.

Die mangelnde Sauerstoffzufuhr und der ungenügende Sauerstofftransport sowie eine verminderte Gewebeperfusion verursachen eine zelluläre Hypoxie. Hieraus folgt ein anaerober Stoffwechsel. Als Folge des anaeroben Stoffwechsels häuft sich vermehrt Laktat an, was wiederum zu einer metabolischen Azidose führt.

Aufgrund des Blutverlustes nach einem Trauma vermindert sich der venöse Rückfluss, hieraus folgt konsekutiv eine schlechtere Herzfüllung. Durch die hieraus entstehende Verminderung von Blutfluss und Blutdruck schüttet der Körper Katecholamine zur Steigerung der Herzkraft und des Blutdrucks aus (zunehmende Tachykardie bei noch normalem Blutdruck). Weiterhin wird Flüssigkeit aus dem Gewebe in das Gefäßsystem verschoben (Abb. 7.1).

Sollte dieser Mechanismus nicht ausreichen, um den entstandenen Volumenverlust zu kompensieren, werden weiterhin Katecholamine ausgeschüttet. Diese bewirken durch die Engstellung der Arteriolen eine Abnahme der Mikrozirkulation an den Organen und im Gewebe, wodurch eine Gewebehypoxie mit folgendem anaerobem Stoffwechsel und einer Anhäufung von Laktat entsteht.

Durch die hieraus entstehende Übersäuerung der Gewebe erhöht sich wiederum die Permeabilität in den Kapillaren, wodurch flüssige Blutbestandteile aus dem Gefäßsystem austreten. Durch diesen Mechanismus „verdickt" sich das Blut und es kommt zu einer generalisierten Bildung von Thromben. Hierdurch vermindert sich der venöse Rückstrom noch weiter.

Durch das entstehende Ungleichgewicht im Gerinnungssystem kommt es bei Schockpatienten häufig zu einer Hyperfibrinolyse mit nachfolgender Blutungs-

Abb. 7.1 „Teufelskreis des Schocks"

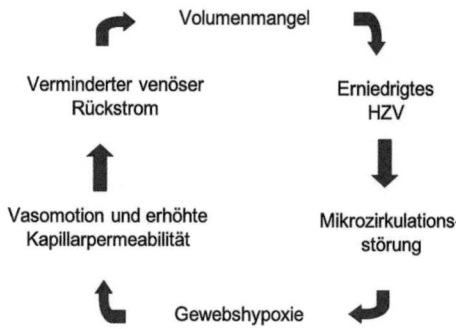

neigung. Diese sollte spätestens im Schockraum mittels Tranexamsäure behandelt werden.

▶ Bei massiv blutenden erwachsenen Patienten soll möglichst frühzeitig die Gabe von 1 g Tranexamsäure (TxA) über 10 min, gefolgt von einer Infusion von 1 g über 8 h erfolgen. Zusätzlich soll die Gabe von Fibrinogen mit einer initialen Dosis von 3–6 g (30–60 mg/kgKG) erfolgen.

Folglich liegt das Ziel der Akutmaßnahmen im frühzeitigen Stoppen von Blutungen und der Wiederherstellung eines ausreichenden zirkulierenden Blutvolumens.

Einfach ausgedrückt besteht im Schock jeglicher Ursache ein Missverhältnis zwischen Blutangebot und „Blutnachfrage".

7.1.2 Hämorrhagischer Schock

▶ Wichtige mögliche Blutungsorte sind Brust, Abdomen, Becken, Röhrenknochenfrakturen und äußere Blutungen (Merkhilfe: **„4 and one more"** oder **„4 and the floor"**).

Insbesondere folgende Verletzungen können aufgrund von erheblichen Blutverlusten zu einem hämorrhagischen Schock führen:

- Ruptur von großen Gefäßen
- Massiver Hämatothorax
- Leber- oder Milzverletzungen
- Beckenfrakturen
- Oberschenkelfrakturen
- Amputationen
- Explosionsverletzungen

In der ersten Schockraumphase (c – critical bleeding und C – Circulation) sollte ein hämorrhagischer Schock bereits erkannt und behandelt werden.

Allgemeinsymptome im Überblick
- Haut: feucht, kühl, blass (bei einer Hypothermie unzuverlässig)
- Hypotonie (ab Stadium 3)
- Tachykardie (Frühsymptom)
- Periphere Zyanose
- Rekapillarisierungszeit verzögert (unsicher bei Hypothermie, Arteriosklerose, arteriellen Gefäßverletzungen)
- Tachypnoe
- Erweiterte Pupillen
- Angst
- Bewusstseinsstörungen
- Verminderte Diurese (Norm: >30 ml/h beim Erwachsenen –0,5 ml/kg KG/h)
- Durstgefühl
- Verminderte Halsvenenfüllung

▶ **Tipp**
Die Rekapillarisierungszeit lässt sich besonders gut auf der Kniescheibe oder der Handinnenseite testen. Hierbei wird ein Druck auf die Haut ausgeübt, bis sich das darunterliegende Gewebe weiß verfärbt. Die Füllungszeit bis zur vorherigen Färbung beträgt unter physiologischen Bedingungen weniger als 2 s.
Zur schnellen orientierenden Messung bietet sich auch das Nagelbett der Finger an (Achtung: kalte Finger).

▶ Insbesondere bei älteren Patienten kann aufgrund von mangelnden Kompensationsmöglichkeiten oder einer Begleitmedikation (β-Blocker) eine Tachykardie trotz eines bestehenden Schockzustandes ausbleiben.

Klinische Beobachtungen zur Beurteilung der Kreislaufsituation
- Blutungsarten und Blutungszeichen erkennen.
  - Innere Blutung (Klinik und weitere Diagnostik wie eFAST-Sonografie [extended Focused Assessment with Sonography for Trauma])
  - Äußere Blutung (Entkleidung und Inspektion des gesamten Körpers)
- Frakturen können als isolierte Verletzung sowie auch in Kombination mit anderen Verletzungen die Hauptursache für einen signifikanten Blutverlust sein.

Die Tab. 7.1 zeigt den möglichen inneren Blutverlust nach Frakturstelle.

▶ Eine veränderte Bewusstseinslage, Ängstlichkeit oder Unruhe können aufgrund einer entstehenden zerebralen Minderperfusion oder eines Sauerstoffmangels im Gewebe ein frühes Anzeichen für einen Schock sein.

7 Circulation, Störungen des Herz-Kreislauf-Systems

Tab. 7.1 Möglicher Blutverlust nach Frakturlokalisation

Frakturlokalisation	Möglicher Blutverlust (geschlossene Fraktur)
Radius oder Ulna	250–500 ml
Humerus	250–750 ml
Tibia oder Fibula	350–1000 ml
Femur	800–2000 ml
Becken	Massiver Blutverlust möglich

Tab. 7.2 Klassifikation des hämorrhagischen Schocks

	Klasse I (kompensiertes Stadium)	Klasse II (kompensiertes Stadium)	Klasse III (dekompensiertes Stadium)	Klasse IV (dekompensiertes Stadium)
Blutverlust in ml prozentual beim 70 kg schweren Mann	<750 ml <15 %	750–1500 ml 15–30 %	1500–2000 ml 30–40 %	>2000 ml >40 %
Herzfrequenz (Schläge pro min)	<100/min	100–120/min	120–140/min	>140/min
Blutdruck	Normal	Normal	Erniedrigt	Stark erniedrigt
Kapillarfüllung	Normal	Verzögert >2 s	Verzögert > 2 s	Nicht feststellbar
Atemfrequenz	14–20/min	20–30/min	>30/min	>35/min
Diurese	>30 ml/h	20–30 ml/h	10–20 ml/h	0–10 ml/h
Mentaler Status	Wach, evtl. etwas ängstlich	Ängstlich	Ängstlich, unruhig, verwirrt	Verminderte Bewusstseinslage, lethargisch
Extremitäten	Normale Farbe	Blass	Blass	Blass und kalt
Volumensubstitution	Kristalloide Infusionslösungen	Kristalloide Infusionslösungen	Kristalloide Infusionslösungen ggf. Blutprodukte	Kristalloide Infusionslösungen Blutprodukte

▶ Schädel-Hirn-Trauma, Hypoglykämie, Drogen und/oder Alkohol können ebenfalls Ursache einer Veränderung der Bewusstseinslage oder des Verhaltens sein. Diese Differenzialdiagnosen sollten immer in Betracht gezogen und ausgeschlossen werden.

Stadien des hämorrhagischen Schocks

Der hämorrhagische Schock wird in vier Klassen eingeteilt (Tab. 7.2). Insbesondere in den ersten beiden kompensierten Phasen kann der Schockzustand übersehen werden und somit in das dekompensierte Stadium übergehen. Daher ist eine frühzeitige adäquate Schocktherapie bei jedem schwerverletzen Patienten unbedingt erforderlich.

Maßnahmen
Um ein Fortschreiten des Schockzustandes zu verhindern, gelten die Identifizierung der Blutungsquelle und die (ggf. chirurgische) Kontrolle der Blutung als wichtigste Basismaßnahmen. Weiterhin müssen neben der Sauerstoffapplikation möglichst auch immer zwei großlumige i.v.-Zugänge zur Möglichkeit der Volumensubstitution gelegt werden. Initial sollten 1000 ml kristalloide Infusionslösungen als Volumenersatz und bei massiven Blutungen Tranexamsäure und Fibrinogen zur Verbesserung der Blutgerinnung verabreicht werden.

Kontrolle der Blutung

- Bei äußeren Blutungen: Hochlagerung, manuelle Kompression und Kompressionsverband
- Falls verfügbar und erforderlich: Hämostyptikum benutzen
- Bei unstillbarer arterieller Blutung an den Extremitäten: Tourniquet einsetzen
- Bei einer möglichen Beckenfraktur: Stabilisierung mit einem Beckengurt
- Frühzeitige Vorbereitungen für einen operativen Eingriff treffen
- Ggf. Vorbereitungen und Assistenz für eine Perikardpunktion oder Thorakotomie zur Behandlung einer Herzbeuteltamponade („Damage Control Surgery")

Tourniquet

- Falls die Blutung an einer Extremität nicht durch direktes Abdrücken gestoppt werden kann, ist die Anlage eines Tourniquets (Abb. 7.2) erforderlich und lebensrettend.
- Das Tourniquet muss ausreichend fest angelegt werden, um den arteriellen Blutfluss zu stoppen. Falls nur der venöse Blutfluss unterbrochen wird, kann die Blutung möglicherweise verstärkt werden.
- Je länger das Tourniquet am Patienten verbleibt, desto höher ist die Gefahr von Komplikationen. Dies kann bis zum Verlust der Extremität führen. Allerdings wird bei korrekter Indikation hierdurch das Leben des Patienten gerettet.
- Aufgrund des erheblichen Schmerzes bei der sachgerechten Anwendung sollte an eine Analgesie gedacht werden.
- Weiterhin muss der Anlagezeitpunkt auf dem Tourniquet und im Dokumentationssystem vermerkt werden.

Gefäßzugänge
Mögliche Anlageorte für einen Gefäßzugang:

- Peripher-venöser Zugang
  Leicht zugängliche Venen an Ellenbeuge, Unterarm oder Handrücken nutzen.

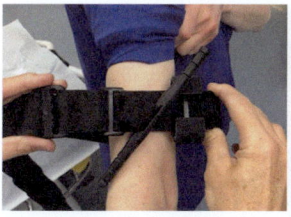 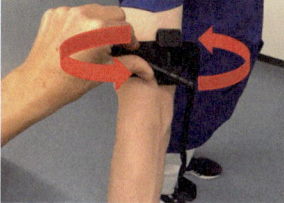 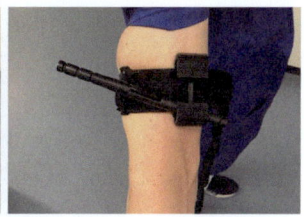

Abb. 7.2 Anlage eines Tourniquets

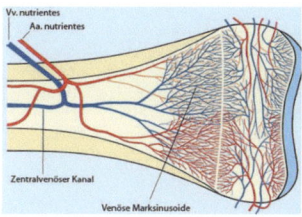 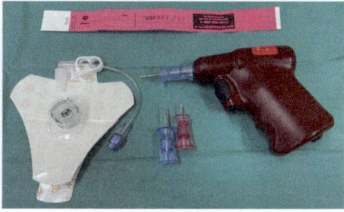 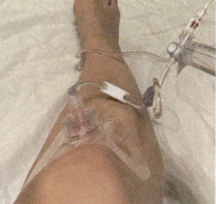

Abb. 7.3 a Schematische Darstellung der Blutversorgung eines Röhrenknochens (aus Helm et al. 2008). b EZ-IO-Set. c Liegender IO-Zugang

Keinen venösen Zugang an verletzter Extremität oder nahe einer vermuteten Gefäßverletzung legen.
Nach Möglichkeit großlumige venöse Zugänge ≥16 Gauge (grau oder orange) verwenden.

- Intraossärer Zugang
  Aufgrund der geringen spontanen Durchflussrate dieses Zuganges empfiehlt sich zur Steigerung der Flussrate die Durchführung einer Druckinfusion.
  Im Volumenmangelschock kann die Anlage von zwei intraossären Infusionen an unterschiedlichen Punktionsstellen sinnvoll sein (Abb. 7.3).
- Großlumiger zentraler Venenkatheter
  Das Legen eines großlumigen zentralen Venenkatheters ist dann erforderlich, wenn ein peripherer Gefäßzugang nicht möglich ist. Die Durchflussrate von standardmäßigen Multilumenkathetern ist allerdings geringer als von adäquaten peripheren Verweilkanülen; daher sollten großlumige Katheter wie z. B. ein Shaldon-Katheter für die Anlage vorbereitet werden (Abb. 7.4)

Volumentherapie

- Gabe von Infusionslösungen zum Ersatz des verlorenen intravasalen Volumens, mit der Zielsetzung der Wiederherstellung eines adäquaten Blutdrucks.
- Durch ein schnelles Anheben des Blutdrucks kann eine Blutung verstärkt werden.

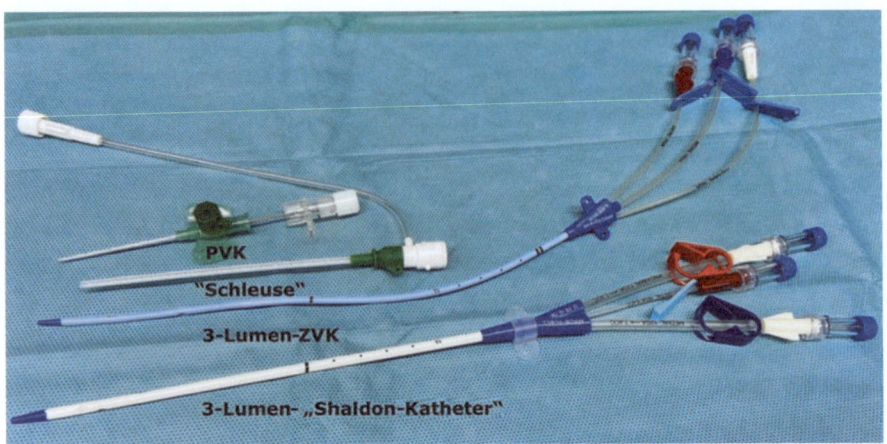

Abb. 7.4 Verschiedene Venenkatheter im Vergleich. (Aus Nüchter 2022)

▶ Die ständige Gabe großer Flüssigkeitsmengen zur Wiederherstellung eines normalen Blutdrucks ist kein Ersatz für die definitive Blutungskontrolle.

- Bei einer anhaltenden aktiven Blutung können zur Verbesserung der Blutgerinnung und Vermeidung einer „Verdünnung" niedrigere Blutdrücke toleriert bzw. sogar angestrebt werden.
- Diese Strategie wird als „Damage Controlled Resuscitation" oder „Permissive Hypotonie" bezeichnet.
- Bei Patienten, die aktiv bluten, sollte bis zur chirurgischen Blutstillung eine permissive Hypotension (mittlerer arterieller Druck [MAP] ~65 mmHg, systolischer arterieller Druck ~80 mmHg) angestrebt werden. Bei Patienten (ohne kardiopulmonale Vorerkrankungen) im hämorrhagischen Schock sollte prä-, intraoperativ und früh (3–6 h) postoperativ eine Flüssigkeitstherapie mit einem Ziel-MAP ~65 mmHg erfolgen.
- Das Ziel ist die Wiederherstellung eines Gleichgewichts zwischen Volumenersatz und dem nicht kontrollierbaren Volumenverlust.
- Bei der Kombination von hämorrhagischem Schock und Schädel-Hirn-Trauma (GCS <9) und/oder spinalem Trauma mit neurologischer Symptomatik sollte ein mittlerer arterieller Druck (MAP) von ~85 mmHg angestrebt werden.

Insbesondere bei Patienten mit Schädel-Hirn-Trauma oder neurologischen Auffälligkeiten muss eine Hypotonie unbedingt verhindert werden.

Eine vorsichtige, ausbalancierte Herangehensweise bei engmaschigem Monitoring der Situation ist unbedingt erforderlich. Entscheidend ist die Wiederherstellung eines ausreichend oxygenierten Blutvolumens. Die Applikation von erwärmten Flüssigkeiten, Blut und Blutkomponenten sollte gleichzeitig mit der Blutungskontrolle erfolgen.

Infusionstherapie
Initial sollen Erwachsene 1 l einer gewärmten isotonen kristalloiden Vollelektrolytlösung wie z. B. Jonosteril erhalten. Bei Kindern können initial 20 ml/kg Körpergewicht verabreicht werden.

▶ Isotone Kochsalzlösungen (NaCl 0,9 %) sollen aufgrund der Gefahr einer hyperchlorämischen Azidose nicht verwendet werden.

Achtung
Durch die Infusion einer großen Menge von kristalloiden Lösungen kommt es zu einer Verdünnung der festen Blutbestandteile (Hämodilution). Hierdurch verringert sich insbesondere die Kapazität zum Sauerstofftransport.

Blut und Blutprodukte
Bei größeren Blutverlusten müssen neben den Infusionslösungen auch Blutprodukte zur Wiederherstellung eines adäquaten intravasalen Volumens und einer ausreichenden Sauerstofftransportkapazität verabreicht werden.

- Insbesondere bei einer Massivtransfusion müssen die Blutprodukte erwärmt transfundiert werden.
- Die klinikinterne Vorgehensweise, Richtlinien und Protokolle zur Bestellung und Verabreichung von Blutprodukten müssen den Pflegekräften im Schockraum bekannt sein.
- Erythrozytenkonzentrate der Blutgruppe 0 Rhesusfaktor-negativ können bei schweren Schockzuständen und massiven Blutungen auch unabhängig von der Blutgruppe des Patienten verabreicht werden.
- Unter Notfallbedingungen können diese Präparate auch ohne Blutprobe des Patienten aus der Blutbank bestellt werden. Daher sollte die Transfusion nicht durch fehlendes Kreuzblut verzögert werden.
- Je nach Struktur der Klinik kann eine Vorhaltung von Rhesusfaktor-negativen Erythrozytenkonzentraten der Blutgruppe 0 direkt in der ZNA (Zentralen Notaufnahme) in Erwägung gezogen werden
- Frauen im gebärfähigen Alter benötigen ggf. zusätzlich eine „Anti-D-Prophylaxe".
- Falls nicht ausreichend Rhesusfaktor-negative Konserven der Blutgruppe 0 zur Verfügung stehen, eignen sich insbesondere bei Frauen im nicht gebärfähigen Alter oder bei Männern auch Erythrozytenkonzentrate der Blutgruppe 0 Rhesusfaktor-positiv.
- Idealerweise sollte blutgruppengleich transfundiert werden.

- Bei einer typenspezifischen Transfusion wird das Blut nur auf ABO- und Rh-Blutgruppen untersucht (Blutprobe erforderlich).
- Bei einer Kreuzprobe wird dem Empfänger Blut abgenommen, um dieses mit dem Blut des Spenders zu vermischen und auf Unverträglichkeiten zu überprüfen. Auch wenn noch keine Transfusion erforderlich ist, sollte eine Kreuzprobe frühzeitig in der Blutbank durchgeführt werden. Falls es die Zeit erlaubt, sollten nur gekreuzte Transfusionen verwendet werden.
- Einige Patienten benötigen eine Massivtransfusion (mehr als 10 Konserven/24 h). Hierbei muss eine differenzierte Verabreichung von Plasmapräparaten, Thrombozyten und Gerinnungsfaktoren durchgeführt werden.

▶ Ein massiver Blutverlust führt in der frühen Phase möglicherweise nur zu einem geringen Abfall der Hämatokrit- oder Hämoglobinkonzentration.

Blutkomponenten und Gerinnungsfaktoren
Veränderungen der Blutgerinnung aufgrund der Vormedikation (Antikoagulation) oder krankhafter Gerinnungsveränderungen sowie der klinische Nachweis einer anhaltenden Blutung sind Indikationen für die Gabe von Blutkomponenten und/oder Gerinnungsfaktoren.

Bei allen schwerverletzten Patienten muss eine frühzeitige und wiederholte Bestimmung von Blutgasanalyse (BGA), Quick/International Normalized Ratio (INR), partieller Thromboplastinzeit (PTT), Fibrinogen und Thrombozytenzahl durchgeführt werden. Insbesondere wenn der Patient Gerinnungsstörungen hat oder gerinnungsverändernde Medikamente erhält, muss eine frühzeitige Diagnostik zur differenzierten Therapieeinleitung erfolgen. Idealerweise findet eine Gerinnungsdiagnostik mittels Point-of-Care-Testing (POCT)-Geräten (z. B. ROTEM/Coagucheck) schon direkt im Schockraum statt. Zur Stabilisierung der Hämostase können folgende Blutkomponenten und Gerinnungsfaktoren eingesetzt werden.

- Fresh Frozen Plasma (FFP) wird zum Ersatz von verbrauchten Gerinnungsfaktoren verwendet. Das FFP erfüllt keine „Volumenexpanderfunktion". Da FFP-Konzentrate gefroren gelagert werden müssen, benötigen sie 30–45 min zum Auftauen. Alternativ ist das gefriergetrocknete Lyoplas N innerhalb weniger Minuten einsatzbereit.
- Thrombozyten sind für die Blutgerinnung unerlässlich. Durch eine Aggregat- oder Propfbildung sind sie der Grundstock des Wundverschlusses. Weiterhin sind Thrombozyten auch an der Fibrinbildung beteiligt. Die Präparate sollten zügig infundiert werden und sind zum sofortigen Verbrauch bestimmt.
- Prothrombinkomplexkonzentrat (Synonym: PPSB-Konzentrat, z. B. Beriplex): Mittels PPSB-Konzentraten wird die gerinnungshemmende Eigenschaft der Kumarine (Marcumar) zügig antagonisiert. Die Dosierung muss anhand des Quick-Wertes des Patienten und des angestrebten Quick-Wertes berechnet werden.

7 Circulation, Störungen des Herz-Kreislauf-Systems

- Fibrinogen ist die Ausgangssubstanz, um die Thrombozytenaggregation zu stabilisieren. Fibrinogen wird bei Zeichen eines funktionellen Fibrinogenmangels, verminderten Werten oder einer anhaltenden Blutung substituiert.
- Gabe von Kalzium: Kalzium ist für fast alle Schritte der plasmatischen Gerinnung als Kofaktor erforderlich. Falls erforderlich, sollte die Gabe anhand der Werte des ionisierten Kalziums (Ziel >1 mmol/l) und nicht anhand der Kalziumwerte im Serum erfolgen.

Temperaturmanagement

- Die Applikation von erwärmten Infusionslösungen und Blutprodukten ist eine wichtige Maßnahme zur Vorbeugung einer Hypothermie und verbessert somit die Möglichkeit der Blutungskontrolle.
- Die Gabe von Infusionslösungen und Blutprodukten sollte über Geräte erfolgen, die ein Erwärmen und schnelles Infundieren ermöglichen (z. B. Ranger-System).
- Eine Messung der Körperkerntemperatur in der Harnblase oder Speiseröhre gilt als sehr zuverlässig. Zur schnellen Ermittlung der Körpertemperatur eignet sich bei korrekter Anwendung auch das Ohrthermometer (tympanale Messung).

▶ **Wichtig**
Durch eine Hypothermie wird die Gerinnungsfunktion herabgesetzt. Bei einer Körperkerntemperatur von unter 35 °C reduziert sich die Aktivität der Gerinnungsfunktion um 10 % pro Grad Temperaturabfall.

▶ Insbesondere alkoholisierte Patienten kühlen aufgrund der Vasodilatation deutlich schneller aus.

Möglichkeiten zur Vermeidung einer Hypothermie im Schockraum

- Raumtemperatur rechtzeitig erhöhen
- Türen geschlossen halten (Reduktion der Luftbewegungen)
- Nasse Kleidung sofort entfernen
- Körper des Patienten so weit wie möglich immer zudecken
- Wärmematten und Wärmedecken verwenden
- Bei Kindern Kopf mit erwärmtem Tuch abdecken
- Wärmestrahler einsetzen
- Temperatur messen und überwachen
- Flüssigkeiten und Blutprodukte auf 40–42 °C erwärmen
- Frühzeitiger Austausch von kalten Infusionen

▶ Die Maßnahmen zur Vermeidung einer Hypothermie müssen unbedingt im OP-Bereich und auf der Intensivstation fortgesetzt werden.

▶ **Überwachung während der Therapie**
Die Wirksamkeit der Volumensubstitution zur Wiederherstellung einer adäquaten Durchblutung und Oxygenierung der Endorgane muss kontinuierlich überprüft werden.

Hierzu müssen folgende Parameter und klinische Zeichen fortlaufend beobachtet werden:

- Urinausscheidung
- Bewusstseinslage
- Periphere Durchblutung

▶ Die andauernde Substitution von großen Flüssigkeits- und Blutmengen darf nicht als Ersatz für die definitive Kontrolle der Blutung angesehen werden.

Eine unreflektierte und übermäßige Flüssigkeitsgabe kann sich auf die Gerinnung (Koagulopathie), auf den Säure-Basen-Haushalt (Azidose) und auf die Körpertemperatur der Patienten auswirken (Hypothermie). Diese Faktoren können das Outcome des Patienten verschlechtern. Falls sich der Zustand des Patienten durch die die Gabe von kristalloiden Lösungen und Blut nicht verbessert, muss eine sofortige chirurgische Intervention angestrebt werden.

Vitalzeichenkontrolle

- Engmaschige Kontrolle von Puls, Blutdruck, Atemfrequenz und Haut
- Ggf. Anlage einer invasiven arteriellen Blutdruckmessung zur kontinuierlichen Überwachung und Möglichkeit der regelmäßigen Blutgasanalyse
- Regelmäßige Beurteilung der Bewusstseinslage

Diurese als Erfolgsparameter der Organperfusion

- Anhand der Urinausscheidung lassen sich die Organperfusion und somit der Erfolg der Akutmaßnahmen sehr zuverlässig beurteilen.
- Die Urinausscheidung sollte mindestens 0,5 ml/kgKG/h bei Erwachsenen betragen, bei Kindern werden 1–2 ml/kgKG/h (je nach Alter) angestrebt.

Säure-Basen-Haushalt

- Durch die adäquate Substitution von Blut und kristalloiden Infusionslösungen sowie eine Blutungskontrolle normalisiert sich eine durch den Schock entstandene metabolische Azidose.
- Neben dem pH-Wert lässt sich das Ausmaß einer metabolischen Azidose anhand des Basendefizits erkennen. Mithilfe des Basendefizits und des Laktats kann das Ausmaß der Perfusionsstörungen bei einem Patienten mit hämorrhagischem Schock sehr genau abgeschätzt werden (Tab. 7.3).

7 Circulation, Störungen des Herz-Kreislauf-Systems

Tab. 7.3 Kategorien des Basendefizits

Normal	−2 bis 2 mmol/l
Leichte Basenabweichung	−5 bis −3 mmol/l
Mäßige Basenabweichung	−9 bis −6 mmol/l
Massive Basenabweichung	Niedriger als −10 mmol/l

- Das Basendefizit und der Laktatwert sind zuverlässige Messwerte zur Überwachung der Reaktion des Patienten auf die Akutmaßnahmen. Daher ist die frühzeitige und regelmäßige Entnahme von Blutgasanalysen wichtig für die Therapiesteuerung.
- Ein Basendefizit von −6 oder niedriger gilt als Zeichen einer schweren Störung der Organperfusion mit erhöhtem Mortalitätsrisiko.
- Die Organperfusion kann auch durch die Bestimmung der Laktatwerte beurteilt werden. Es wird empfohlen, während der Akutmaßnahmen die Laktatwerte (Normbereich 0,5–2,2 mmol/l) und die Basenabweichung im Serum regelmäßig zu kontrollieren, um das Ausmaß des Schocks und die Wirksamkeit der Behandlung zu beurteilen.
- Als Zeichen einer verbesserten Organ-/Gewebeperfusion sinken die Laktatwerte.

▶ **Wichtig**
Die Reaktion des Patienten auf den Flüssigkeitsersatz muss während des gesamten akuten Behandlungsprozesses immer wieder überprüft werden.

▶ **Tipp**
Alkohol- und Drogenkonsum, Krampfanfälle sowie chronische Atemwegserkrankungen können das Basendefizit verändern.

Komplikationen

- Hypothermie
  Negative Folgeerscheinungen einer Hypothermie sind:
  – erhöhter Sauerstoffverbrauch (Shivering/Muskelzittern),
  – myokardiale Ischämie mit Arrhythmien,
  – veränderte Verstoffwechselung von Medikamenten,
  – erhöhtes Wundinfektionsrisiko.
- Gerinnungsstörungen
  Traumapatienten mit massiven Blutungen entwickeln häufig Gerinnungsstörungen. Begünstigende Faktoren sind:
  – Verbrauch von Gerinnungsfaktoren,
  – Hypothermie,
  – Verdünnungseffekt durch Flüssigkeitsersatz.

- Multiorganversagen
Durch die verminderte Durchblutung der Organe und die daraus entstehende Ischämie kann im Verlauf ein Multiorganversagen entstehen.

7.1.3 Besondere Patientengruppen

Ältere Patienten
- Aufgrund mangelnder körperlicher Reserven können auch schon geringere Verletzungen schneller zu dekompensierten Schockzuständen führen.
- Begleiterkrankungen wie Diabetes mellitus, Herzinsuffizienz, koronare Herzkrankheit (KHK), chronisch-obstruktive Lungenerkrankung (COPD) oder eine Medikation (z. B. mit β-Blockern) können die Schocksymptomatik verschleiern.
- Lebererkrankungen und die Einnahme von gerinnungsbeeinflussenden Medikamenten verhindern möglicherweise das Sistieren einer Blutung.
- Bei Herzschrittmacherpatienten kann möglicherweise gar keine Tachykardie zur Kompensation des Herzzeitvolumens stattfinden.

Kinder
- Aufgrund der länger anhaltenden Kompensationsmechanismen kann auch im Schockzustand relativ lange ein normaler systolischer Blutdruck aufrechterhalten werden. Eine Tachykardie und eine schlechte Hautdurchblutung können als frühe Schockzeichen interpretiert werden.
- Eine Tachykardie kann auch durch Schmerzen, Angst und allgemeinen Stress verursacht werden.

Sportler
- Je nach körperlicher Konstitution kann die Herzfrequenz in Ruhe deutlich niedriger als bei anderen Menschen sein. Herzfrequenzwerte von 100–110/min können bereits Warnzeichen einer signifikanten Blutung sein.

7.1.4 Weitere Schockformen

Neben dem hypovolämischen Schockkönnen auch andere Schockformen bei schwerverletzen Patienten auftreten.

Neurogener Schock
Ein neurogener Schock resultiert aus einer Störung der absteigenden sympathischen Bahnen des unwillkürlichen Nervensystems im zervikalen und thorakalen RückenmarkNeurogener. Bei Querschnittsverletzung unterhalb Th6 kommt er selten vor. Er führt zu einem Verlust des vasomotorischen Tonus und der sympathischen Innervation des Herzens. Durch den Verlust des vasomotorischen Tonus kommt es zur Gefäßdilatation im Abdomen und Beinbereich und somit zum venö-

sen Blutpooling und damit zur Hypotonie. Der Verlust der Innervation des Herzens führt zu einer Bradykardie oder zumindest zu einem Ausbleiben der Tachykardie. Typische Symptome:

- Plötzlicher Blutdruckabfall
- Bradykardie
- Langsamer, „springender" Puls
- Bewusstseinsverlust, der bei bulbären Schädigungen (am verlängerten Mark) schlagartig eintritt
- Warme und trockene Haut
- Ggf. Verlust der spinalen Reflexe und Sensibilität bei hoher Läsion

Neben der Volumentherapie sollten frühzeitig Katecholamine zur Vasokonstriktion (z. B. Noradrenalin als Perfusor) eingesetzt werden.

▷ Ein isoliertes Schädel-Hirn-Trauma verursacht keinen neurogenen Schock.

Kardiogener Schock
- Durch eine stumpfe Herzverletzung, Herzbeuteltamponade, Luftembolie oder auch durch einen mit der Verletzung in Zusammenhang stehenden Myokardinfarkt kann ein kardiogener Schock verursacht werden.
- Ein plötzliches Abbremsen des Körpers (Dezelerationstrauma) kann eine stumpfe Herzverletzung verursachen.

Maßnahmen:

- Kontinuierliches EKG-Monitoring
- 12-Kanal-EKG schreiben (innerhalb der ersten 10 Minuten)
- Bestimmung der Herzenzyme
- Bei hämodynamisch instabilen Patienten mit Thoraxtrauma eFAST-Sonografie zum Ausschluss einer Perikardtamponade durchführen

▷ Im Schockraum muss immer ein einsatzbereites Sonografiegerät vorbereitet sein.

Herzbeuteltamponade
Eine Herzbeuteltamponade ist häufiger bei penetrierenden Verletzungen als bei stumpfen Thoraxverletzungen zu finden. Die Häufigkeit bei penetrierenden Thoraxverletzungen liegt bei 2 %.
Der Herzbeutel füllt sich mit Blut und behindert somit die Pumpfunktion des Herzens. Hierdurch wird die kardiale Füllung vermindert und das Herzzeitvolumen sinkt.
Klassische Zeichen und Symptome (Beck-Trias):

- Gestaute Halsvenen mit erhöhten Zentralen Venendruck
- Schwache Herztöne
- Hypotonie trotz Flüssigkeitsgabe

Zusätzlich ist in der Regel eine Tachykardie vorhanden.

▶ Zeichen und Symptome können denen eines Spannungspneumothorax ähneln, wobei bei der Herzbeuteltamponade beidseitig Atemgeräusche vorhanden sind.

Als vorübergehende Maßnahme ist eine Perikardpunktion (s. Kap. 8) geeignet, dieser folgt immer eine Thorakotomie.

Anaphylaktischer Schock
Durch die Applikation von Medikamenten (z. B. Metamizol zur Analgesie) kann ein anaphylaktischer Schock ausgelöst werden. Charakteristisch bei dieser Schockform ist eine rasche Zunahme der Symptome. Weiterhin können hierbei ein Hautausschlag, Rötungen und Schwellungen auftreten. Ebenfalls kann eine anaphylaktischeReaktion ursächlich für einen Unfall sein.

In fortschreitenden Schockstadien sollten 0,3–0,6 mg Adrenalin i.m. verabreicht werden, bei Atemnot ist die Verneblung von Adrenalin erforderlich. Zusätzlich sollten eine hochdosierte Sauerstofftherapie und eine adäquate Volumensubstitution mit 1–3 l balancierter Vollelektrolytlösung über großlumige intravasale Zugänge durchgeführt werden.

Histaminrezeptorenhemmer wie Dimentidin wirken trotz der häufigen Anwendung bei einem Schockgeschehen nicht suffizient. Kortikoide wie Prednisolon sind im Rahmen einer anaphylaktischen Reaktion empfohlen, wirken allerdings erst sehr zeitverzögert.

Septischer Schock
Direkt nach einer Verletzung ist ein infektionsbedingter septischerSchock selten. Allerdings entwickelt sich diese Schockform bei schwerverletzten Patienten besonders häufig auf der Intensivstation. Sie muss durch eine frühzeitige antibiotische Therapie, durch hämodynamische Stabilisierung mittels einer Volumensubstitution und Katecholaminen (insbesondere Noradrenalin) sowie eine Sanierung des Infektfokus behandelt werden.

Durch den Austritt von Darminhalt bei Patienten mit penetrierenden Bauchverletzungen kann sich frühzeitig ein septisches Bild entwickeln.

7.2 Reflexionsfragen

Nach der Beschäftigung mit diesem Kapitel sollten Sie folgende Fragen beantworten können:

- Wie lässt sich der hämorrhagische Schock definieren?
- Welche Kriterien zur Untersuchung und Versorgung von Traumapatienten mit einem hypovolämischen Schock sollten beachtet werden?
- Was sind die akuten klinischen Zeichen eines hämorrhagischen Schocks und wie können diese mit dem Grad des Volumenmangels in Beziehung gesetzt werden?
- Warum muss die Blutungsquelle bei Traumapatienten frühzeitig identifiziert und unter Kontrolle gebracht werden?
- Welche Maßnahmen zur Blutungskontrolle kennen Sie?
- Welche klinischen Zeichen deuten auf ein Ansprechen der Notfallmaßnahmen hin?
- Welche weiteren Schockformen können auch beim schwerverletzten Patienten auftreten und wie können diese erkannt werden?
- Wie können die Symptome bei älteren Patienten, bei jüngeren Patienten oder bei Sportlern im Rahmen des Schockgeschehens gegenüber dem „klassischen" Verlauf abweichen?

Literatur

American College of Surgeons Committee on Trauma. (2018). *Advanced Trauma life support* (10. Aufl.). Urban & Fischer Verlag/Elsevier.

Arbeitsgemeinschaft in Norddeutschland tätiger Notärzte e. V. (AGNN). (2019). Traumatologische Notfälle In *Therapieempfehlungen für die Notfallmedizin*.

Bernhard, M., Böttiger, B., Fischer, M., Gräsner, J., Gries, A., Helm, M., Landsleitner, B., Weiss, M., Strauss, J., Höhne, C., Weiss, M. (2017). *S1-Leitlinie: Die intraossäre Infusion in der Notfallmedizin. Deutsche Gesellschaft für Anästhesiologie und Intensivmedizin (DGAI)*. Aktiv Druck und Verlag. doi:59:667–677.

Canzian, S., Glenn, M., Henn, R., Howard, J., Koestner, A., & Seislove, E. B. (2013). Advanced Trauma Care for Nurses. Student Manual. (Unveröffentlichtes Manuskript).

Deutsche Gesellschaft für Unfallchirurgie. (2022). Polytrauma/Schwerverletzten-Behandlung S3-Leitlinie. Verfügbar unter: https://register.awmf.org/assets/guidelines/187-023l_S3_Polytrauma-Schwerverletzten-Behandlung_2023-06.pdf. Zugegriffen: 01. Mai 2025.

Götz Wietasch, J., & Wilhelm, W. (2018). Monitoring und Gefäßzugänge. In W. Wilhelm (Hrsg.), *Praxis der Anästhesiologie*. Springer-Verlag. https://doi.org/10.1007/978-3-662-54568-3_12.

Hansen, M. (2016). Hämodynamisches Monitoring – Erweitertes Monitoring. *Anästhesiologie, Intensivmedizin, Notfallmedizin, Schmerztherapie: AINS [Invasive and minimally invasive hemodynamic monitoring], 51*(10), 616–625. https://doi.org/10.1055/s-0041-110008.

Helm, M., Fischer, S., Hauke, J., Bernhard, M., Gries, A., & Lampl, L. (2008). Invasive Techniken in der Notfallmedizin. *Notfall + Rettungsmedizin, 11*, 317–324.

Hempel, D., & Michels, G. (2019). Schock – eine Übersicht für die klinische Praxis. *Deutsche Medizinische Wochenschrift, 144*, 884–891.

Herold, V. (2019). Schock. In V. Herold (Hrsg.), *Internistische Intensivmedizin – eine praxisorientierte Darstellung* (9. Aufl.). Volker Herold, Regensburg.

Hüfner, A., & Pemmerl, S. (2022). Leitsymptom Schock. In M. Dietz-Wittstock, M. Kegel, P. Glien, & M. Pin (Hrsg.), *Notfallpflege – Fachweiterbildung und Praxis*. Springer Verlag.

Keel, M. J. B. (2012). Traumatologische Notfälle. In T. Fleischmann, (Hrsg.), *Klinische Notfallmedizin. Zentrale und interdisziplinäre Notaufnahmen*. Elsevier Verlag.

Laue F., Ramadanov N., & Matthes G. (2019). Schockraummanagement beim Schwerverletzten. *Notfall + Rettungsmedizin, 22,* 63–78.

Liehr, H. (2008). Hypothermie und die tödliche Triade. Vermeidung und Therapie in der Präklinik und Schockraum. *Notfall & Rettungsmedizin, 11,* 377–380.

National Association of Emergency Medical Technicians (NAEMT). (2016). Schock In *Präklinisches Traumamanagement. Prehospital Trauma Life Support (PHTLS)* (3. Aufl.). Elsevier Verlag.

Nüchter, J. (2022). Der Zentrale Venenkatheter. In M. Dietz-Wittstock, M. Kegel, P. Glien, & M. Pin (Hrsg.), *Notfallpflege – Fachweiterbildung und Praxis*. Springer Verlag.

Ring J., Beyer K., Biedermann T., Bircher A., Fischer M., Fuchs T., Heller A., Hoffmann F., Hutegger I., Jakob T., Klimek L., Kopp M. V., Kugler C., Lange L., Pfaar O., Rietschel E., Rueff F, Schnadt S., Sifert R., … Brockow K. (2021). Leitlinie zu Akuttherapie und Management der Anaphylaxie – Update 2021. *Allergo Journal, 30,* 1–25 https://doi.org/10.1007/s40629-020-00158-y.

Schoenenberger, R. A. (2008). Technische Maßnahmen in Notfallsituationen. In R. A.Schoenenberger, W. E. Haefeli, & J. Schifferli (Hrsg.), *Internistische Notfälle. Sicher durch die Akutsituation und die nachfolgenden 48 Stunden* (8. Aufl., S. 617). Georg Thieme Verlag.

Standl, T., Annecke, T., Cascorbi, I., et al. (2018). The nomenclature, definition and distinction of types of shock. *Deutsches Ärzteblatt International, 115,* 757–768.

Struck et al. (2025). S1 Leitlinie Gefäßzugänge bei der Akutversorgung erwachsener Notfallpatienten im Schockraum. Verfügbar unter: https://register.awmf.org/assets/guidelines/001-051l_S1_Gefaesszugaenge-Erstversorgung-erwachsene-Notfallpatienten-Schockraum_2025-04.pdf. Abgerufen am 01. Mai. 2025.

Tharmaratnam, G., Wunderl, M., Schebler, K., et al. (2020). Die vier Schockformen – Teil 2: Kardiogener Schock. *Notarzt, 36,* 46–53.

Wunderl, M., Tharmaratnam, G., Schebler, K., et al. (2019). Die vier Schockformen – Teil 1: Hypovolämisch-hämorrhagischer Schock. *Notarzt, 35,* 224–235.

Ziegenfuß, T. (2021). *Notfallmedizin* (8. Auflage.). Springer Medizin Verlag.

Reanimation beim traumatisierten Patienten

8

Oskar Graap

Der traumatisch bedingte Herz-Kreislauf-Stillstand
Der traumatisch bedingte Kreislaufstillstand (Traumatic Cardiac Arrest, TCA) wird überwiegend durch unkontrollierte Blutungen ausgelöst und ist mit einer hohen Mortalitätsrate verbunden. Weitere häufige Ursachen sind Spannungspneumothorax, Asphyxie und Perikardtamponade. Diese Ursachen erfordern im Vergleich zur klassischen, nicht-traumatischen Reanimation ein spezifisches, an die Besonderheiten der Trauma-Pathophysiologie angepasstes Vorgehen.

Beim TCA steht die Beseitigung der reversiblen Ursachen im Fokus, weshalb deren sofortige und simultane Behandlung oberste Priorität hat – häufig sogar vor der Herzdruckmassage. Die rasche Therapie lebensbedrohlicher Zustände, wie die Kontrolle massiver Blutungen oder die Entlastung eines Spannungspneumothorax bzw. einer Perikardtamponade, kann die Überlebenschancen für Patienten mit TCA erheblich verbessern.

8.1 Inzidenz

Der traumatische Herz-Kreislauf-Stillstand infolge schwerer Verletzungen macht schätzungsweise 4 % aller außerklinischen Herzstillstände aus und betrifft überwiegend jüngere Männer.

Die frühere Annahme, dass eine Reanimation bei traumatisch bedingtem Herz-Kreislauf-Stillstand oft aussichtslos ist, gilt heute als überholt. Neuere Daten zeigen, dass Patienten mit traumatischem Herz-Kreislauf-Stillstand unter

O. Graap (✉)
Stv. Teamleitung der Interdisziplinäre Notaufnahme,
Universitätsklinikum Schleswig-Holstein, Lübeck, Deutschland
E-Mail: Oskar.Graap@uksh.de

© Der/die Autor(en), exklusiv lizenziert an Springer-Verlag GmbH, DE, ein Teil von Springer Nature 2025
M. Dietz-Wittstock und M. Kegel (Hrsg.), *Versorgung von Schwerverletzten im Schockraum*, https://doi.org/10.1007/978-3-662-71123-1_8

bestimmten Bedingungen eine Überlebenschance haben und ein gutes Outcome erreichen können – dies ist jedoch stark von den lokalen Versorgungsstrukturen und der zeitgerechten präklinischen Versorgung abhängig.

Obwohl der traumatische Herz-Kreislauf-Stillstand nach wie vor mit einer hohen Mortalitätsrate einhergeht, überleben dank der fortgeschrittenen prä- und innerklinischen Notfallmedizin immer mehr Patienten. Etwa die Hälfte dieser Überlebenden weist dabei ein gutes oder mäßiges neurologisches Outcome auf, welches deutlich besser ist als bei anderen Ursachen des Kreislaufstillstandes.

8.2 Ursachen des traumatischen Herz-Kreislauf-Stillstands

Bei der Behandlung des traumatischen Herz-Kreislauf-Stillstands soll beachtet werden, dass dieser eine andere Pathophysiologie als der nicht-traumatisch bedingte Herz-Kreislauf-Stillstand hat und sich das Vorgehen daher unterscheidet. Daher muss zunächst für jedes Szenario unterschieden werden, welches die wahrscheinlichste Ursache für die Reanimationssituation ist.

> **Beispiel**
> *Ein 55-jähriger Patient ist mit seinem Fahrzeug bei geringer Geschwindigkeit ungebremst von der Straße abgekommen und an der Leitplanke zum Stehen gekommen. Das Fahrzeug ist leicht beschädigt. Der Fahrer ist bei Eintreffen des Rettungsdienstes bereits reanimationspflichtig.*

Aufgrund des Unfallmechanismus ist es in diesem Fall wahrscheinlicher, dass das Herz-Kreislauf-Stillstand eine nicht-traumatische Ursache hat und der Unfall nur die Folge des Herz-Kreislauf-Stillstands ist. In diesem Fall ist die beste Therapie für den Patienten die Reanimation nach allgemeinem Standard des Advanced Life Support (ALS).

> **Beispiel**
> *Ein 55-jähriger Patient ist mit seinem Fahrzeug bei überhöhter Geschwindigkeit ungebremst von der Straße abgekommen und an einem Baum zum Stehen gekommen. Das Fahrzeug ist schwer beschädigt, der Fahrer eingeklemmt. Bei Eintreffen des Rettungsdienstes ist der Patient noch ansprechbar und wird nach der Rettung aus dem Fahrzeug reanimationspflichtig.*

In diesem Fall ist der Kreislaufstillstand wahrscheinlich als Folge des Unfalls zu betrachten. Für die weitere Therapie des Patienten ist es somit entscheidend zu verstehen, wie es zu einem traumatischen Herz-Kreislauf-Stillstand kommen kann.

Unabhängig von der vermuteten Ursache sollte grundsätzlich zeitnah ein EKG abgeleitet werden, um Kammerflimmern oder eine pulslose elektrische Aktivität (PEA) frühzeitig zu erkennen und geeignete Maßnahmen durchzuführen.

Mögliche EKG-Befunde

- **Pulslose Kammertachykardie/Kammerflimmern**
  Nur selten haben Patienten mit traumatischem Kreislaufstillstand initial ein Kammerflimmern. Das Vorliegen eines solchen Bildes lenkt den Blick mehr in Richtung einer primär kardialen Ursache des Unfalls.
- **Pulslose elektrische Aktivität (PEA)**
  PEA ist ein Zustand, bei dem das EKG elektrische Herzaktionen zeigt, jedoch kein tastbarer Puls und kein ausreichender Blutfluss vorhanden sind. Bei schwerverletzten Patienten weist eine PEA oft auf schwere, aber potenziell reversible Zustände hin und erfordert eine sofortige Ursachenklärung und Behandlung. Häufig liegt initial eine Pseudo-PEA vor, bei der noch ein schwacher Auswurf vorhanden ist, der jedoch kaum tastbar ist. Durch den frühzeitigen Einsatz eines Ultraschallgeräts kann eine Pseudo-PEA erkannt und gezielt behandelt werden, z. B. durch die zusätzliche Gabe von Katecholaminen.
- **Asystolie**
  Die Asystolie ist gekennzeichnet durch das Fehlen elektrischer Aktivität. Sie weist auf eine schlechtere Prognose bei der Reanimation hin.

Dabei können die reversiblen Ursachen des traumatischen Herz-Kreislauf-Stillstands mit dem Akronym SHOT zusammengefasst werden[5].

- *Spannungspneumothorax:*
  Bei einem Spannungspneumothorax führt eine thorakale Verletzung mit Ventilmechanismus zu einer einseitigen Luftansammlung im Pleuraspalt, die nicht entweichen kann und einen kontinuierlichen Druckanstieg im Thorax verursacht. Dieser steigende Druck bewirkt eine Verlagerung des Mediastinums, eine Kompression des gesunden Lungengewebes und eine Beeinträchtigung des venösen Rückflusses zum Herzen. Infolgedessen wird die Füllung der Herzkammern vermindert, was das Herzzeitvolumen reduziert und letztlich einen obstruktiven Schock auslöst und einen Kreislaufstillstand verursachen kann.
- *Hypovolämie:*
  Hypovolämie beschreibt ein vermindertes Blutvolumen, eine der häufigsten Ursachen für eine Reanimation nach einem Trauma. Ursächlich sind sowohl Blutungen nach außen als auch nach innen. Der Volumenmangel führt zu einer verminderten Dehnung des Myokards, wodurch das Schlagvolumen und damit das Herzzeitvolumen reduziert werden. Entsprechend wird die Effektivität der Thoraxkompressionen erheblich beeinträchtigt und erfordert ein sofortiges Stoppen des Blutverlustes sowie häufig eine aggressive Volumensubstitution. Es gilt: „Never pump an empty heart".

- *Oxygenierung:*
  Oxygenierung bezeichnet den Prozess der Aufnahme von Sauerstoff in das Blut und dessen Transport zu den Geweben. Bei einem Trauma können unterschiedliche Mechanismen zu einer Hypoxie führen- bspw. eine Verlegung der Atemwege, eine traumatische Hirnverletzung oder auch ein (Spannungs-)Pneumothorax. Eine anhaltende Hypoxie des Gehirns führt zu einem nicht reversiblen Hirnschaden.
- *Tamponade des Perikards:*
  Eine Perikardtamponade entsteht durch die Ansammlung von Flüssigkeit oder Blut im Herzbeutel, was den intraperikardialen Druck erhöht. Dieser Druckanstieg behindert die diastolische Füllung des Herzens und verringert das Herzzeitvolumen bis hin zum möglichen Herzstillstand. In einer Reanimationssituation muss die Perikardtamponade schnell erkannt und sofort entlastet werden. Der frühzeitige Einsatz eines Ultraschallgeräts ermöglicht eine rasche Diagnose.

8.3 Therapie des traumatisch bedingten Herz-Kreislauf-Stillstands

Bei Patienten mit einem traumatisch bedingten Herz-Kreislauf-Stillstand weicht der Algorithmus erheblich von dem bekannten ALS-Algorithmus ab. Zu Beginn einer vermeintlich traumatisch bedingten Reanimation sollte einmalig die Frage gestellt werden, ob es sich um einen nicht-traumatischen Herz-Kreislauf-Stillstand handeln kann. Dann gilt der bekannte ALS-Algorithmus.

Wenn es sich mit hoher Wahrscheinlichkeit um einen traumatisch bedingten Herz-Kreislauf-Stillstand handelt, sollten parallel die reversiblen Ursachen ausgeschlossen bzw. behandelt werden. Dabei kann unter Umständen auf die Herzdruckmassage verzichtet werden, zugunsten einer sofortigen und gleichzeitigen Behandlung aller möglichen reversiblen Ursachen des Herz-Kreislauf-Stillstands (s. Abb. 8.1).

Die reversiblen Ursachen können anhand des cABCDE-Schemas durchgegangen und behandelt werden. Relevanz haben hierbei die Buchstaben cABC:

c –   Ziel ist es, das Verbluten der Patienten durch geeignete Maßnahmen zu verhindern.

A + B –   Die Atemwege sollten frühzeitig durch eine endotracheale Intubation gesichert werden. Zeitgleich soll eine beidseitige Thorakostomie durchgeführt werden, bei der auf die initiale Einlage einer Drainage ggf. verzichtet werden kann. Sollte eine präklinische Nadeldekompression erfolgt sein, sollte trotzdem eine beidseitige Thorakostomie erfolgen. Ziel ist, die häufig auftretende und zugleich vermeidbare Todesursache des Spannungspneumothorax zu verhindern und eine regelhafte Oxygenierung zu erreichen.

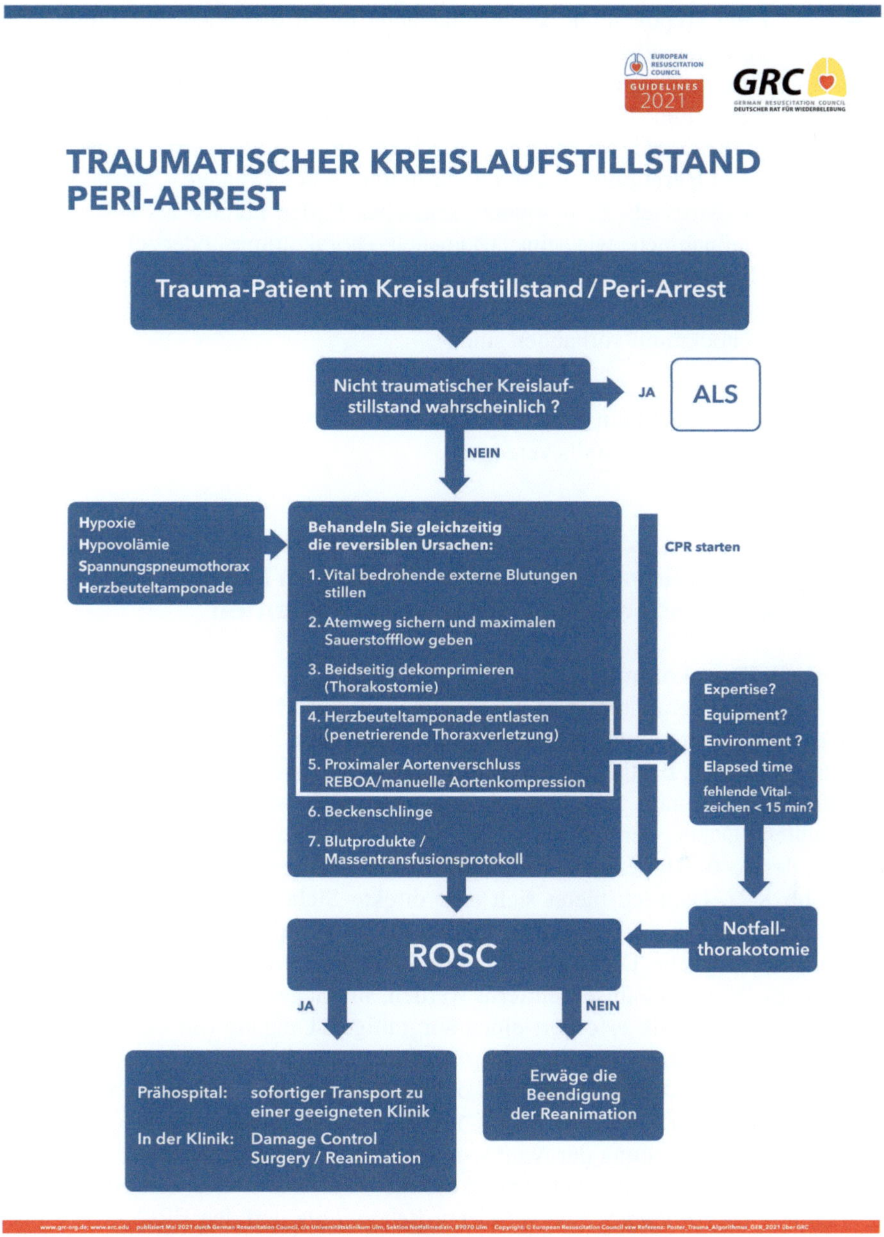

Abb. 8.1 European Resuscitation Council (ERC), Algorithmus 2021: Vorgehen bei einem traumatisch bedingten Kreislaufstillstand. *ALS* Advanced Life Support – erweiterte lebensrettende Maßnahmen im Rahmen der Wiederbelebung, *CPR* kardiopulmonale Reanimation, *REBOA* Resuscitative Endovascular Balloon Occlusion Of The Aorta – temporärer künstlicher Verschluss der Aorta, *ROSC* Return of Spontaneous Circulation – Rückkehr des Spontankreislaufs. (German Resuscitation Council 2021)

C – Eine Hypovolämie sollte umgehend durch die Wiederherstellung des zirkulierenden Blutvolumens behandelt werden. Dies erfolgt nach dem hauseigenen Massentransfusionsprotokoll durch die Gabe von Blut- und Gerinnungsprodukten. Zusätzlich sind, soweit möglich, blutstillende Maßnahmen durchzuführen. Eine rasche Verlegung in den Operationssaal zur Durchführung einer Damage Control Surgery ist essenziell. In besonders kritischen Fällen können als Ultima Ratio Maßnahmen wie eine Clamshell-Thorakotomie oder eine REBOA (Resuscitative Endovascular Balloon Occlusion of the Aorta) erwogen werden, sofern die entsprechende Ausstattung und Expertise im Schockraum vorhanden sind.

▶ Diagnostische Maßnahmen zur Ursachenermittlung dürfen die sofortige Therapie keinesfalls verzögern.

8.4 Maximalinvasive Notfalltechniken im Rahmen der Reanimation traumatologischer Patienten

Clamshell-Thorakotomie

Die Clamshell-Thorakotomie ist ein maximalinvasives Notfallverfahren zur Behebung einer Perikardtamponade, eines Spannungspneumothorax oder als Zugang zu großen thorakalen Blutgefäßen, um Blutungen zu stillen. Hierbei wird der Thorax eröffnet, um einen vollständigen Zugang zum Thorax und zum Mediastinum zu erhalten. Dabei werden die vorhandenen Zugänge der Mini-Thorakostomie entlang des 4.–6. Rippenzwischenraums über die Mitte des Brustbeins verbunden (vgl. Abb. 8.2). Dadurch bietet sich eine direkte Sicht auf das Herz, die großen Gefäße und die Lunge, was eine effektive Intervention bei Herz- oder Gefäßverletzungen ermöglicht. Durch die direkte Eröffnung des Perikards kann auch stark geronnenes Blut mechanisch entfernt werden, im Gegensatz zur reinen Perikardpunktion. Die Technik erfordert einen sorgfältigen Umgang mit den Weichteilen und eine grundlegende chirurgische Ausbildung. Zudem muss bedacht werden, dass auch durch die Clamshell-Thorakotomie Blutungen entstehen, die nach einem Wiedererlangen des Kreislaufs (ROSC) ebenso gestillt werden müssen. Hierbei ist insbesondere eine Blutung der Arteria mammaria interna zu benennen.

Derzeit wird die Clamshell-Thorakotomie zwar kontrovers diskutiert, in der *S3-Leitlinie Polytrauma/Schwerverletzten-Behandlung* und den ERC-Algorithmen wird sie allerdings unter bestimmten Bedingungen und einer strengen Indikationsstellung empfohlen. Dabei bleibt das Verfahren eine Ultima Ratio und sollte nur unter Berücksichtigung der 4-E-Regel durchgeführt werden:

Expertise (Erfahrung)	Teams, die eine Notfallthorakotomie durchführen, sollten in dieser gut ausgebildet sein und ein entsprechendes Mindset dazu haben.
Equipment (Ausrüstung)	Angemessene Ausrüstung zur Durchführung der Notfallthorakotomie und zur anschließenden Behandlung der intraoperativ erhobenen Befunde ist erforderlich.
Environment (Umgebung)	Idealerweise sollte die Notfallthorakotomie in einem Operationssaal oder im Schockraum durchgeführt werden. Alternativ muss präklinisch dafür gesorgt werden, dass es möglichst viel Platz, gutes Licht und so saubere Verhältnisse wie möglich gibt.
Elapsed Time (Zeitspanne)	Die Zeitspanne vom Eintritt des Kreislaufstillstands bis zum Beginn der Notfallthorakotomie soll 15 Minuten nicht überschreiten.

Resuscitative Endovascular Balloon Occlusion of the Aorta (REBOA)
Die Resuscitative Endovascular Balloon Occlusion of the Aorta (REBOA) ist ein interventionelles Verfahren, das in der Notfallmedizin zur vorübergehenden Kontrolle intraabdomineller oder pelviner Blutungen bei traumatisch bedingtem Schock eingesetzt werden kann. Insbesondere bei schwerverletzten Patienten mit Becken- oder abdominalen Verletzungen kann REBOA zur schnellen hämodyna-

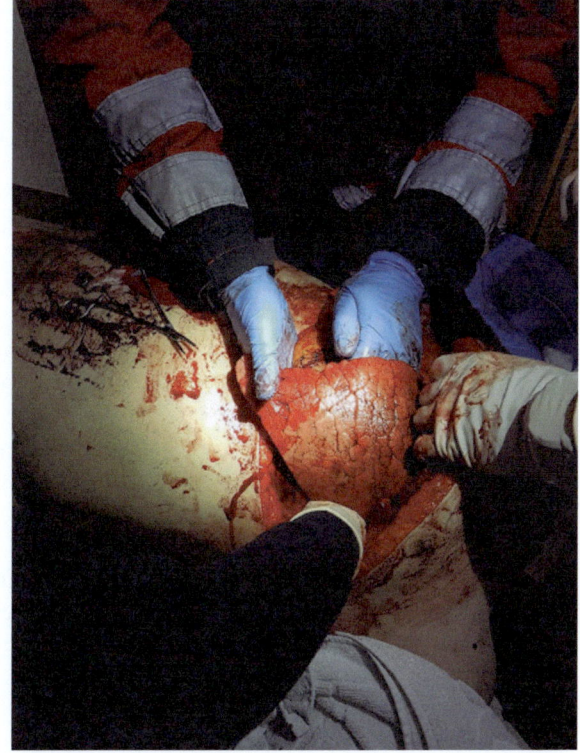

Abb. 8.2 *Clams*hell-*Thor*akotomie nach singulärem Messerstich in die „Cardiac Box" mit Durchführung der offenen Herzdruckmassage mithilfe der bimanuellen Kompression des Herzens und der proximalen Aortenkompression durch zweiten Helfer. (Aus: Popp et al. 2019)

mischen Stabilisierung eingesetzt werden, wenn massive Blutungen eine unmittelbare Intervention erfordern.

Das REBOA-Verfahren beginnt mit der Platzierung eines speziellen Ballonkatheters über einen femoralen Zugang. Der Katheter wird in der Regel in der infrarenalen oder suprarenalen Aorta platziert, abhängig von der Blutungsquelle und der klinischen Situation. Nach der korrekten Platzierung des Katheters wird der Ballon aufgeblasen, um den Blutfluss in den unteren Körperbereich zu unterbinden. Dies führt zu einer Umverteilung des Blutvolumens in die oberen Körperregionen, insbesondere zum Herzen und zum Gehirn, was die systolische Blutdruckkontrolle verbessert und die Organperfusion unterstützt.

Der Einsatz von REBOA kann die Zeit bis zur definitiven chirurgischen Intervention überbrücken, indem er die Blutung kontrolliert und gleichzeitig die Überlebenschancen der Patienten erhöht. Während des Eingriffs ist ein kontinuierliches Monitoring der hämodynamischen Parameter und der Vitalzeichen unerlässlich, um mögliche Komplikationen wie eine Ischämie der unteren Extremitäten oder eine Schädigung der Aorta zu vermeiden. Nach Stabilisierung des Patienten sollte eine definitive chirurgische Behandlung der Blutungsquelle erfolgen, wobei der Ballonkatheter in der Regel vor oder während des chirurgischen Eingriffs deflatiert wird.

Das REBOA-Verfahren kann eine sinnvolle Ergänzung zu etablierten Reanimationsstrategien bei traumatischen Verletzungen sein, wird jedoch zunehmend kritisch diskutiert. Grundsätzlich sollte diese Maßnahme nur bei entsprechender Expertise eingesetzt werden.

8.5 Return of Spontaneous Circulation (ROSC)

Die Postreanimationsphase nach einem traumatischen Herz-Kreislauf-Stillstand im Schockraum ist von entscheidender Bedeutung für das Outcome des Patienten. Im Folgenden werden die typischen Schritte dargelegt, die in dieser Phase durchgeführt werden:

- Im Rahmen der Stabilisierung der Vitalfunktionen erfolgt die Rückkehr zum bereits bekannten cABCDE-Schema, wobei der Patient gemäß den etablierten Prioritäten versorgt wird.
- Da während der Reanimation die Therapie der Ursache im Vordergrund steht, wird nun die fehlende Diagnostik (beispielsweise sonografische oder radiologische Untersuchungen) vervollständigt, sofern der Zustand des Patienten dies zulässt.
- Zeitgleich erfolgt eine weitere Therapie der zugrunde liegenden Ursachen. In Abhängigkeit von der Diagnose müssen spezifische Behandlungen eingeleitet werden, beispielsweise chirurgische Eingriffe bei inneren Verletzungen oder

Bluttransfusionen bei starkem Blutverlust. Zudem gilt es hier, die Gerinnung zu optimieren und auf einen adäquaten Wärmeerhalt zu achten.
- Weiterhin müssen die Vitalparameter engmaschig überwacht werden.

8.6 Einstellung von Reanimationsmaßnahmen

Die Entscheidung, eine Reanimation nach einem Trauma zu beenden, ist von hoher Komplexität und sollte auf einer Kombination aus klinischen Kriterien, der Reanimationsdauer sowie den Umständen des Traumas basieren. Es existieren einige allgemeine Richtlinien sowie wissenschaftliche Evidenz, die bei dieser Entscheidung unterstützend herangezogen werden können.

Die S3- Leitlinie Polytrauma/Schwerverletzten-Behandlung ist sehr klar in ihren Aussagen, wann eine Reanimation als frustran gilt und diese damit einzustellen ist:

- Bei frustraner Reanimation nach Beseitigung sämtlich möglicher traumaspezifischer reversibler Ursachen des Herz-Kreislauf-Stillstands soll die kardiopulmonale Reanimation beendet werden.
- Bei frustraner Reanimation nach Beseitigung möglicher traumaspezifischer, reversibler Ursachen des Herzkreislaufstillstandes soll die kardiopulmonale Reanimation beendet werden.
- Bei Vorliegen von sicheren Todeszeichen oder mit dem Leben nicht zu vereinbarenden Verletzungen soll die kardiopulmonale Reanimation nicht begonnen werden.

Die Entscheidung zur Beendigung der Reanimation sollte stets im Kontext des gesamten klinischen Bildes getroffen werden. Dabei sind sowohl die medizinischen als auch die ethischen Aspekte von entscheidender Bedeutung. Diese sollten im Rahmen einer interdisziplinären Teamentscheidung erörtert werden, um die Entscheidung für das Einstellen der Reanimationsmaßnahmen gemeinsam zu treffen.

Eine professionell geführte Schockraumversorgung beinhaltet stets ein qualifiziertes Debriefing als abschließenden Schritt. Diese Vorgehensweise erfährt eine besondere Relevanz beim Versterben von Patienten im Rahmen der Schockraumversorgung.

In der klinischen Praxis ist die Verarbeitungszeit von Einsätzen aufgrund von Zeit- und Personalmangel häufig begrenzt. Akute Einsätze können jedoch psychische und somatische Auswirkungen auf das medizinische Fachpersonal haben, die sowohl sofort als auch erst mit großem zeitlichem Verzug auftreten können. In allen Fällen kann die Inanspruchnahme von Hilfsangeboten hilfreich sein (siehe auch Abschn. 5.1).

8.7 Reflexionsfragen

Nach der Beschäftigung mit diesem Kapitel sollten Sie folgende Fragen beantworten können:

1. Warum wird zwischen traumatischer und nicht-traumatischer Reanimation unterschieden?
2. Was sind die Kernaufgaben bei der traumatischen Reanimation?
3. Wofür steht das Akronym SHOT?
4. Wofür steht die 4-E-Regel im Rahmen der Clamshell-Thorakotomie?
5. Nach welchem Schema wird in der Postreanimationsphase im traumatischen Schockraum vorgegangen?

Literatur

Carenzo, L., Calgaro, G., Rehn, M., Perkins, Z., Qasim, Z. A., Gamberini, L., & Avest, E. ter. (2024). Contemporary management of traumatic cardiac arrest and peri-arrest states: A narrative review. *Journal of Anesthesia, Analgesia and Critical Care, 4*(1):66. https://doi.org/10.1186/s44158-024-00197-9.

Deutsche Gesellschaft für Unfallchirurgie e. V. (2022). S3-Leitlinie Polytrauma/Schwerverletzten-Behandlung (AWMF Registernummer 187-023), Version 4.0 (31.12.2022), https://www.awmf.org/leitlinien/detail/ll/187-023.html. Zugriffen: 3. Nov. 2024.

Deutsches Reanimationsregister (2023). Öffentlicher Jahresbericht der außerklinischen Reanimation. https://www.reanimationsregister.de. Zugriffen: 24. Nov. 2024

Gräsner, J.-T., Went, J., Herlitz, J., Perkins, G. D., Lefering, R., Tjelmeland, I., Koster, R. W., Masterson, S., Rossell-Ortiz, F., Maurer, H., Böttiger, B. W., Moertl, M., Mols, P., Alihodžić, H., Hadžibegović, I., Ioannides, M., Truhlář, A., Wissenberg, M., Salo, A., & Bossaert, L. (2020). Survival after out-of-hospital cardiac arrest in Europe – Results of the EuReCa TWO study. *Resuscitation, 148*, 218–226. https://doi.org/10.1016/j.resuscitation.2019.12.042.

Hallmann, B., Honnef, G., Eibinger, N., Eichlseder, M., Posch, M., Puchwein, P., Zoidl, P., & Zajic, P. (2024). Resuscitative endovascular balloon occlusion of the aorta for trauma patients with uncontrolled hemorrhage: A retrospective target trial emulation (the AT-REBOA target. *European Journal of Emergency Medicine 2025 Jun 1, 32*(3), 202–209. https://doi.org/10.1097/MEJ.0000000000001183.

Kleber, C., Giesecke, M. T., Lindner, T., Haas, N. P., & Buschmann, C. T. (2014). Requirement for a structured algorithm in cardiac arrest following major trauma: Epidemiology, management errors, and preventability of traumatic deaths in Berlin. *Resuscitation, 85*(3), 405–410. https://doi.org/10.1016/j.resuscitation.2013.11.009.

Lott, C., Truhlář, A., Alfonzo, A., Barelli, A., González-Salvado, V., Hinkelbein, J., Nolan, J. P., Paal, P., Perkins, G. D., Thies, K.-C., Yeung, J., Zideman, D. A., & Soar, J. (2021). Kreislaufstillstand unter besonderen Umständen. *Notfall + Rettungsmedizin, 24*(4), 447–523. https://doi.org/10.1007/s10049-021-00891-z.

Olasveengen, T., Semeraro, F., Ristagno, G., Castren, M., Handley, A., & Ku-. (2021). Basismaßnahmen zur Wiederbelebung Erwachsener (Basic Life Support). Leitlinien des European Resuscitation Council 2021. *Notfall und Rettungsmedizin, 24*, 386–405.

Olasveengen, T., Paal, P., Pellis, T., Perkins, G. D., Sandroni, C., & Nolan, J. P. (2021). Erweiterte lebensrettende Maßnahmen für Erwachsene. Leitlinien des European Resuscitation Council 2021. *Notfall Rettungsmed, 24*, 406–446.

Ohlén, D., Hedberg, M., Martinsson, P., Oelreich, E. von, Djärv, T., & Fagerlund, M. J. (2022). Characteristics and outcome of traumatic cardiac arrest at a level 1 trauma centre over 10 years in Sweden. *Scandinavian Journal of Trauma, Resuscitation and Emergency Medicine, 30*(1). https://doi.org/10.1186/s13049-022-01039-9.

Popp, E., Kühn, A., Lutz, O., Leowardi, C., & Schmack, B. (2019). Clamshell-Thorakotomie nach singulärem Messerstich in die „cardiac box". *Z Herz-Thorax-Gefäßchir, 33*, 363–368. https://doi.org/10.1007/s00398-019-00331-8.

Verletzung des Bewegungsapparates

9

Michael Kegel

Der Bewegungsapparat kann je nach Unfallmechanismus unterschiedlich schwer verletzt sein. In der Regel werden diese Verletzungen in der zweiten Schockraumphase behandelt. Im Falle einer lebensbedrohlichen Blutung oder einer erheblichen Fehlstellung kann die primäre Versorgung auch innerhalb der ersten Schockraumphase notwendig sein.

Neben einer Schädigung der Nerven oder Gefäße durch Frakturen oder Quetschungen kann es auch zu einem Kompartmentsyndrom in den betroffenen Extremitäten kommen. Das Kompartmentsyndrom kann neurologische Störungen durch eine Nervenkompression bis hin zu einer Muskelnekrose verursachen. Wenn dies nicht erkannt und behandelt wird, droht eine Amputation der Extremität.

9.1 Becken- und Extremitätentrauma

- Bei unstillbaren arteriellen Verletzungen an den Extremitäten sollten, falls konventionelle Maßnahmen nicht ausreichen, Tourniquets als lebensrettende Maßnahme frühzeitig in Erwägung gezogen werden.
- Auf deformierte Extremitäten (Verkürzung, Rotation, Asymmetrie, Schwellung oder Abknickung) und sichtbare äußere Blutungen achten.
- Extremitäten auf Zeichen einer Gefäß- und Nervenschädigung überprüfen. Hierzu müssen die Pulse, Farbe, Sinnesempfindung, Temperatur und Beweglichkeit der Extremitäten beurteilt werden.

M. Kegel (✉)
Fachweiterbildung für Notfallpflege, Bildungsakademie der Gesundheit Nord, Bremen, Deutschland
E-Mail: Michael.kegel@gesundheitnord.de

© Der/die Autor(en), exklusiv lizenziert an Springer-Verlag GmbH, DE, ein Teil von Springer Nature 2025
M. Dietz-Wittstock und M. Kegel (Hrsg.), *Versorgung von Schwerverletzten im Schockraum*, https://doi.org/10.1007/978-3-662-71123-1_9

- Um Frakturen und Schwellungen zu erkennen, muss der Patient gründlich abgetastet und auf Schmerzen untersucht werden.
- Durch eine frühzeitige Reposition und Anlage einer geeigneten Schiene wird die Extremität ruhiggestellt. Hierdurch werden Schmerzen, Blutverlust sowie eine weitere Gewebeschädigung vermindert. Die Durchführung von weiteren Maßnahmen zum Schutz der vitalen Funktionen muss allerdings Vorrang haben.
- Beckenfrakturen können die Ursache für einen großen Blutverlust sein. Eine wiederholte Manipulation am Becken sollte vermieden werden („Do not further harm"). Aufgrund des Unfallmechanismus sollte sich bereits am Unfallort für oder gegen eine Beckenschlinge entschieden werden. Zusätzlich kann das S-KIPS-Schema als Hilfestellung zur Indikationsstellung der Anlage einer Beckenschlinge dienen. Hierbei wird die Indikation bei folgender Symptomkonstellation gestellt:
    - **Schock/hämodynamische Instabilität und einer der folgenden Punkte:**
    - **K**inematik (Unfallhergang)
    - **I**nspektion (sichtbare Beckenverletzung)
    - **P**alpation (Instabilität des Beckens/Frakturverdacht)
    - **S**chmerzen (Spontan- oder Druckschmerz in der Beckenregion)
- Durch die Zerstörung von Muskelmasse wird Myoglobin freigesetzt (Rhabdomyolyse). Hierdurch besteht die Gefahr der Nierenschädigung bis hin zum Nierenversagen (Crush-Niere).
- Eine Einschätzung über die möglichen Verletzungen lässt sich bereits anhand des Unfallmechanismus ableiten.

Maßnahmen
- Während der initialen Beurteilung eines Patienten müssen lebensbedrohliche Blutungen erkannt und behandelt werden.
- Ein bereits angelegtes Tourniquet muss auf seine Wirksamkeit überprüft werden, ggf. Anlage eines weiteren Tourniquets (s. Kap. 6).
- Beckenverletzungen können für einen massiven Blutverlust verantwortlich sein. Zur Verminderung des Blutverlustes gilt Folgendes:
    - Becken nicht übermäßig manipulieren und mit einer entsprechenden Vorrichtung stabilisieren (Abb. 9.1 und 9.2) (Unfallmechanismus und Schmerz entscheiden über die Notwendigkeit der Anlage einer Beckenschlinge). Eine weitere Manipulation des Beckens durch erneute Untersuchungen stört die bereits eingesetzte Gerinnung.
    - Bei einer Open-Book-Fraktur (Form der Beckenringfraktur) sollten die Unterschenkel nach innen gedreht und fixiert werden. Hierdurch werden die auseinanderklaffenden Symphysenhälften zusammengebracht.

Extremitätenschienung
- Vor und nach der Anlage einer Schiene müssen Durchblutung, Motorik und Sensibilität überprüft werden.

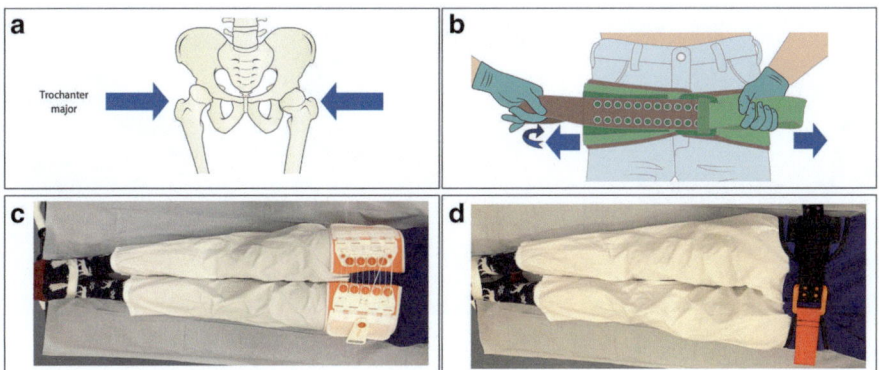

Abb. 9.1 a Anlagepunkte einer Beckenschlinge. b Schematische Anlage einer SAM® Pelvic-Sling. (Mod. nach Ziegenfuß 2017). c Angelegte Beckenschlinge T-Pod. d Angelegte Beckenschlinge SAM® Pelvic-Sling II

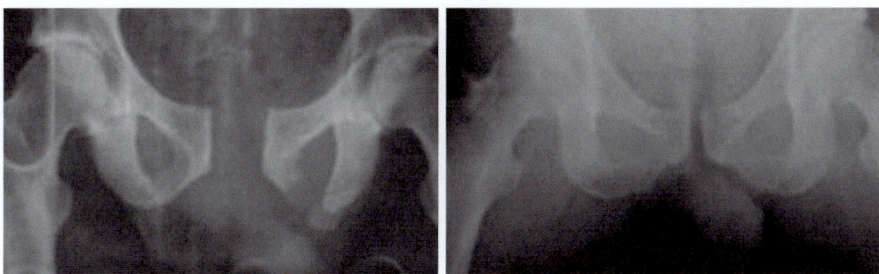

Abb. 9.2 Röntgenbild a vor und b nach der Anlage einer Beckenschlinge

- Offene Wunden sollten vor der Schienung mit einem sterilen Verband abgedeckt werden, herausstehende Knochenfragmente hierbei nicht in die Wunde zurückdrücken.
- Um eine ausreichende Ruhigstellung einer Extremität zu erreichen, müssen beide benachbarte Gelenke mittels einer Schiene immobilisiert werden.
- Falls zur initialen Ruhigstellung keine spezielle Schiene zur Verfügung steht, eignen sich für eine Vielzahl von Frakturen auch Sam-Splint-Schienen zur Ruhigstellung. Für den Sam-Splint gibt es keine Kontraindikationen.
- Femurfrakturen können initial mit einer Beinextensionsschiene ruhiggestellt werden (Abb. 9.3).
- Dislozierte Frakturen sollten in eine „physiologische" Stellung gebracht werden („geradeziehen"). Falls dies nicht möglich ist, muss eine Ruhigstellung in der bestehenden Position erfolgen.

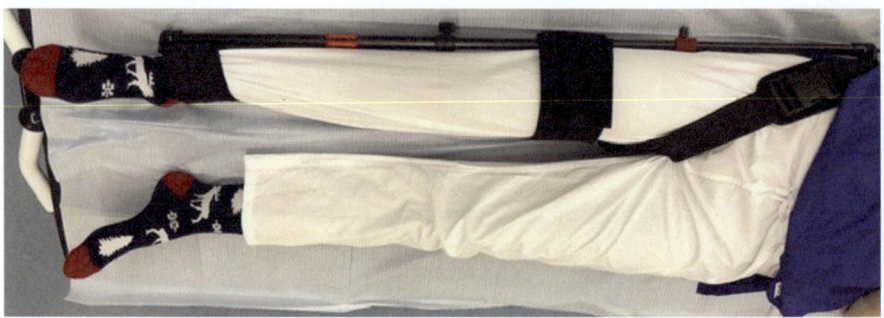

Abb. 9.3 Traction-Splint-Beinschiene

- Patienten mit offenenFrakturen müssen frühzeitig eine Antibiotikatherapie erhalten. Diese sollte nach ärztlicher Anordnung zeitnah appliziert werden.

▶ Extremitätenverletzungen und Repositionsversuche können sehr schmerzhaft sein, daher sollte eine frühzeitige Analgesie erfolgen.

Zusammenfassung
- Eine blutleere Extremität (fehlende Kapillarfüllung) ist ein chirurgischer Notfall und muss sofort erkannt werden.
- Aufgrund der hohen Gefahr einer vaskulären Störung müssen dislozierte Verletzungen an Knie und Hüfte sofort unter Analgesie reponiert werden.
- Um den Patienten nicht weiter zu schädigen, müssen unnötige Manipulationen einer verletzten Extremität vermieden werden („Do not further harm").

9.2 Kompartmentsyndrom

Durch einen Druckanstieg innerhalb einer geschlossenen Körperhöhle aufgrund einer Schwellung, Blutung oder zu enger Verbände kann sich ein Kompartmentsyndrom entwickeln. Mit zunehmendem Druck vermindert sich die Durchblutung der Gewebe, und es können sich Ischämien mit nachfolgenden Nekrosen entwickeln.

Anzeichen und Symptome sind zusammengefasst in den "6 P's".

6 P's des Kompartmentsyndroms
- **P**ain (Schmerzen)
- **P**ulslessness (Pulslosigkeit als spätes Zeichen)

- **P**aleness (Blässe)
- **P**aresthesia (Sensibilitätsstörungen)
- **P**aralysis (Bewegungsstörungen)
- **P**erishingly cold/Prostration (Schock)

▶ Bei fehlenden peripheren Pulsen sollte die Möglichkeit einer proximalen Gefäßverletzung in Erwägung gezogen werden, da die Pulslosigkeit erst ein spätes Zeichen eines Kompartmentsyndrom ist.

Bei Verdacht auf ein Kompartmentsyndrom kann der Druck innerhalb des Kompartiments gemessen werden (z. B. mittels spezieller Messinstrumente oder einer Nadelpunktion, die an einem invasiven System zur Druckmessung angeschlossen ist).

Ein Gewebedruck von über 30–45 mmHg spricht für einen verminderten kapillären Blutfluss. Vielfach wird die „delta-P-Methode" zur Berechnung der Gewebedurchblutung angewandt. Hierbei wird der Kompartmentdruck vom diastolischen Blutdruck abgezogen. Die Differenz wird als delta-P bezeichnet. Sollte der Wert unter 30 mmHg liegen, spricht dies für ein Kompartmentsyndrom.

Das Kompartmentsyndrom ist allerdings eine klinische Diagnose, die nicht allein auf der Druckmessung beruht. Kompartmentdruckmessungen können die Diagnosefindung nur unterstützen.

▶ Bei hohen Gewebedrücken (30–45 mmHg) und einem niedrigen diastolischen Blutdruck muss an eine frühzeitige chirurgische Intervention gedacht werden.

9.3 Traumatische Rhabdomyolyse (Crush-Syndrom)

Insbesondere nach ausgeprägten Traumata, Quetschverletzungen, Stromunfällen oder schweren Verbrennungen werden aufgrund der schnellen Zerstörung der Muskulatur die Enzyme Creatinkinase (CK), Laktat-Dehydrogenase (LDH) und Myoglobin freigesetzt. Hierdurch kann es zum einen zu Störungen im Säure-Basen- und Elektrolythaushalt (metabolische Azidose, Hyperkaliämie und Hypokalzämie) kommen, zum anderen wird durch das freigesetzte Myoglobin die Niere bis hin zum Nierenversagen (Dialysepflichtigkeit) geschädigt. Neben den Laboruntersuchungen lässt sich ein dunkelgelb bis braun verfärbter Urin mit nachweisbarem Hämoglobin beobachten.

Da eine Kausaltherapie nicht möglich ist, umfasst die Behandlung der Rhabdomyolyse primär die Korrektur der Flüssigkeits- und Elektrolytstörungen. Weiterhin wird eine frühzeitige forcierte Diurese zur „Verdünnung" des Urins durchgeführt. Hierfür müssen eine ausreichende Flüssigkeitszufuhr und die Applikation von Diuretika durchgeführt werden.

9.4 Reflexionsfragen

Nach der Beschäftigung mit diesem Kapitel sollten Sie folgende Fragen beantworten können:
- Wann sollte eine Beckenschlinge angelegt werden?
- Wie sollte eine Beckenschlinge angelegt werden, welche sind die anatomischen Bezugspunkte?
- Welche Grundsätze gelten bei der Extremitätenschienung?
- Was ist ein Kompartmentsyndrom und wie kann es erkannt werden?

Literatur

American College of Surgeons Committee on Trauma. (2018). *Advanced trauma life support* (10. Aufl.). Urban & Fischer/Elsevier.

Becker, D. (2022). Schockraummanagement. In M. Dietz-Wittstock, M. Kegel, P. Glien, & M. Pin (Hrsg.), *Notfallpflege – Fachweiterbildung und Praxis*. Springer.

Becker, D., Nkwanzi, M., Müller, C., Radtke, G., & Vogel, F. (2022). Patienten mit traumatologischen Beschwerden. In M. Dietz-Wittstock, M. Kegel, P. Glien, & M. Pin (Hrsg.), *Notfallpflege – Fachweiterbildung und Praxis*. Springer.

Canzian, S., Glenn, M., Henn, R., Howard, J., Koestner, A., & Seislove, E. B. (2013). *Advanced trauma care for nurses*. Student Manual. (Unveröffentlichtes Manuskript)

Cohnert, T., & Koter, S. (2017). *Akuter Gefäßverschluss an der oberen Extremität*. https://www.springermedizin.de/emedpedia/operative-und-interventionelle-gefaessmedizin/akuter-gefaessverschluss-an-der-oberen-extremitaet?epediaDoi=10.1007%2F978-3-662-45856-3_57. Zugegriffen: 01. Mai 2025.

Deutsche Gesellschaft für Unfallchirurgie. (2022). Polytrauma/Schwerverletzten-Behandlung S3-Leitlinie. https://register.awmf.org/assets/guidelines/187-023l_S3_Polytrauma-Schwerverletzten-Behandlung_2023-06.pdf. Zugegriffen: 30. April 2025.

Flohé, S., Matthes, G., Paffrath, T. et al. (2018). *Schwerverletztenversorgung. Diagnostik und Therapie der ersten 24 Stunden*. Thieme.

Gaik, C., & Wiesmann, T. (2020). Rhabdomyolyse. Ein Überblick zu Pathophysiologie, Diagnostik und Therapie. *Anästh Intensivmed, 61*, 302–319. Aktiv Druck & Verlag GmbH. https://doi.org/10.19224/ai2020.302.

Ganther, A., Beisemann, N., Gebhard, E., Gliwitzky, B., Böttcher, M., Geißert, S., Swartman, B., & Kreinest, M. (2017). Ruhigstellung von Frakturen in der präklinischen Notfallmedizin. *Notfall + Rettungsmedizin, 20*, 543–554. Springer Medizin Verlag GmbH.

Hauschild, S. W., Nöldge-Schomburg, G., & Hoitz, J. (2013). Hemostasis with a tourniquet in preclinical emergency medicine. *Notfall Rettungsmed, 16*, 291–304.

Hossfeld, B., Helm, M., Josse, F., Kulla, M., Lampl, L. A., Bernhard, M., Fischer, M., Böttiger, B. W., Gräsner, J. T., & Walcher, F. (2016). Handlungsempfehlung: Prähospitale Anwendung von Tourniquets. *Anästh Intensivmed, 57*, S. 698–704. Aktiv Druck & Verlag GmbH.

Keel, M. J. B. (2012). Traumatologische Notfälle. In T. Fleischmann (Hrsg.), *Klinische Notfallmedizin. Zentrale und interdisziplinäre Notaufnahmen*. Elsevier.

Laue, F., Ramadanov, N., & Matthes, G. (2019). *Schockraummanagement beim Schwerverletzten. Notfall und Rettungsmedizin, 22*, 63–78.

Lechner, R., & Treffer, D. (2017). Notfallbehandlung von Beckenverletzungen. *Notarzt, 33*, 132–138. Thieme-Verlag

Mühlbacher, J., & Klinger, M. (2013). Das Kompartmentsyndrom des Unterschenkels – Diagnostik und Therapie. *Zeitschrift für Gefäßmedizin, 10*(2), 7–14

National Association of Emergency Medical Technicians (NAEMT). (2016). *Präklinisches Traumamanagement. Prehospital Trauma Life Support (PHTLS)* (3. aktualisierte und überarbeitete Aufl.). Elsevier.

Rickels E (o. J.). *Schädel-Hirn-Trauma (SHT)*. https://www.dgnc.de/gesellschaft/fuer-patienten/schaedel-hirnverletzungen/. Zugegriffen: 01. Mai. 2025.

Schulz-Drost, S., Matthes, G., & Ekkernkamp, A. (2015). Erstversorgung des Patienten mit schwerem Thoraxtrauma. *Notfall + Rettungsmedizin, 18*, 421–437. Springer.

Storz, P., Ashmawy, H., Kivillis, M., & Knoefel, W. T. (2020). Das stumpfe Abdominaltrauma. *Notaufnahme up2date, 2,* 59–72.

Disability und Exposure

10

Kirsten Kablau

In diesem Kapitel werden die verschiedenen Verletzungen des Schädels und der Wirbelsäule skizziert, deren Untersuchung und Maßnahmen im Schockraum beschrieben. Zur Vervollständigung der körperlichen Untersuchung wird das Log-Roll-Manöverdargestellt.

10.1 Schädel-Hirn-Trauma

Schädel-Hirn-Verletzungen gehen mit einer hohen Mortalitäts- und Morbiditätsrate einher. Selbst ein leichtes Schädel-Hirn-Trauma kann sich zu einer lebensbedrohlichen Verletzung entwickeln. Das vorrangige Behandlungsziel in der Therapie von Schädel-Hirn-Trauma-Patienten ist die Vermeidung von sekundären Hirnschäden durch die Optimierung von Oxygenierung und Hämodynamik. Eine schnelle Diagnosestellung in der ersten Schockraumphase verbessert das Outcome des Patienten.

10.1.1 Anatomie

Die Anatomie des Schädels umfasst Kopfschwarte, Schädelknochen, Hirnhäute, Ventrikel und die intrakraniellen Kompartimente (Abb. 10.1). Kenntnisse über die Kopf- und Gehirnanatomie sind die Voraussetzung zum Verständnis der Pathophysiologie des Schädel-Hirn-Traumas.

K. Kablau (✉)
Flensburg, Deutschland
E-Mail: kablauki@diako.de

© Der/die Autor(en), exklusiv lizenziert an Springer-Verlag GmbH, DE, ein Teil von Springer Nature 2025
M. Dietz-Wittstock und M. Kegel (Hrsg.), *Versorgung von Schwerverletzten im Schockraum,* https://doi.org/10.1007/978-3-662-71123-1_10

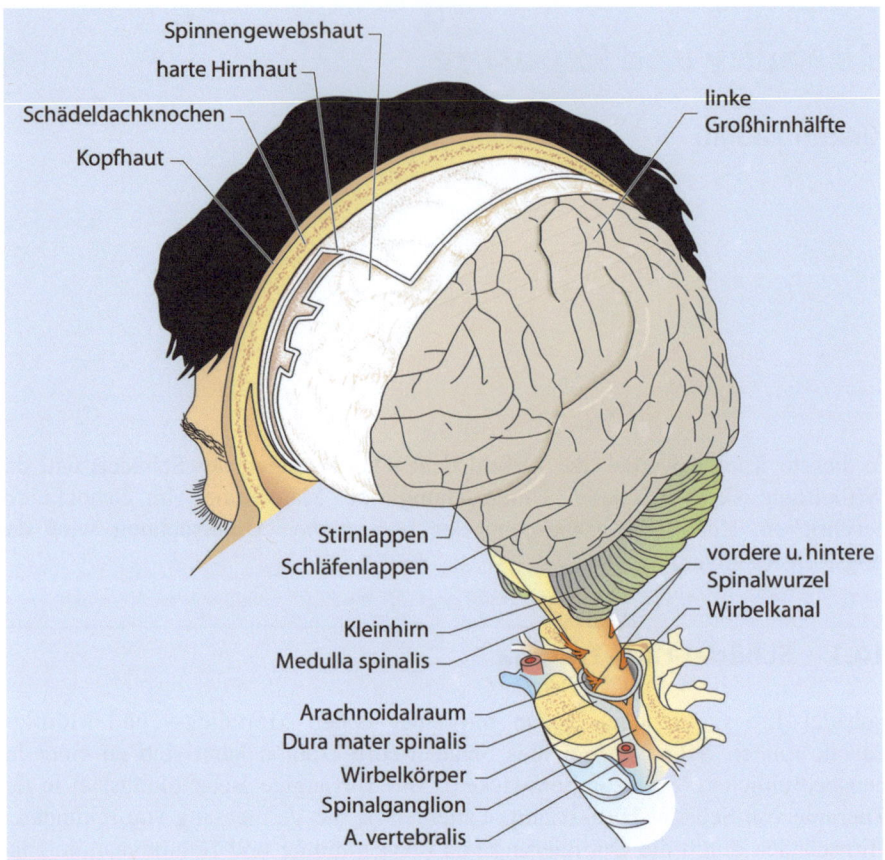

Abb. 10.1 Intrakranielle Kompartimente. (Nach Sadelfeld et al. 2008, mod. nach Birbaumer 2010)

10.1.2 Physiologie

Folgende physiologische Faktoren spielen bei einem Schädel-Hirn-Trauma eine Rolle: der intrakranielle Druck, die Monro-Kellie-Doktrin und die Hirndurchblutung.

- **IntrakraniellerDruck:**
  Eine Erhöhung des intrakraniellen Drucks (ICP) kann die Hirnperfusion senken und eine Ischämie verursachen oder verschlimmern. Ein ICP von 0–15 mmHg ist normal, ein ICP >20 mmHg wird behandelt. Der ICP kann nur durch eine Hirndrucksonde ermittelt werden.
- **Monro-Kellie-Doktrin:**
  Die Monro-Kellie-Doktrin beschreibt ein einfaches, aber lebensnotwendiges Konzept zur ICP-Dynamik. Das Gesamtvolumen der intrakraniellen Kompo-

nenten bleibt konstant, da die Schädelhöhle ein starrer Hohlraum mit definiertem Volumen ist. Das venöse Blut und der Liquor können größtenteils aus dem Hohlraum gepresst werden, wodurch eine gewisse Druckerhöhung ausgeglichen werden kann (Abb. 10.2).

- **Hirndurchblutung:**
Bereits in den ersten Stunden nach einem schweren Schädel-Hirn-Trauma (SHT) kann es zu einer deutlichen Perfusionsminderung des Gehirns kommen. Die verminderte Durchblutung des verletzten Bereiches führt zu einer nicht ausreichenden Oxygenierung und Mangelversorgung. Die präkapillaren Hirngefäße reagieren normalerweise reflektorisch mit Konstriktion oder Dilatation auf Veränderung des mittleren arteriellen Drucks (MAP). Der MAP spielt in der Versorgung von SHT-Patienten eine wichtige Rolle. In der Praxis wird der zerebrale Perfusionsdruck (CPP) als Differenz zwischen dem MAP und dem ICP definiert. **CPP = MAP − ICP**. Bei einem MAP von 50–150 mmHg wird die Hirnperfusion konstant gehalten (Autoregulation). Bei einem SHT kann diese

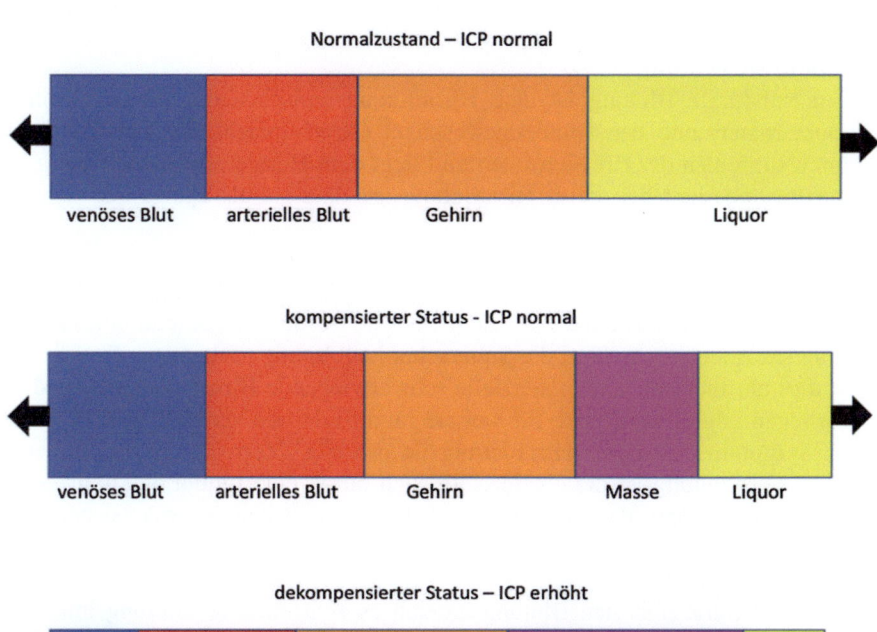

Abb. 10.2 Monroe-Kellie-Doktrin

gestört sein. Ist der MAP zu niedrig, kann es zur Ischämie und Infarzierung kommen, bei einem zu hohen MAP zur Hirnschwellung und ICP-Erhöhung. Die Hirngefäße reagieren auch auf die Veränderung des Sauerstoff- und des Kohlenstoffpartialdrucks im Blut mit einer Vasodilatation oder Vasokonstriktion. Es können sich sekundäre Hirnschäden aufgrund von Hypotonie, Hypoxie und Hyperkapnie und iatrogener Hypokapnie entwickeln.

10.1.3 Intrakranielle Verletzungen (Abb. 10.3)

- **Epidurale Blutung:**
  Die epidurale Blutung ist eine traumatische intrakranielle Blutung in dem Raum zwischen Schädelknochen und Dura mater (Epiduralraum). Sie ist meist die Folge einer Ruptur der A. meningea media. Die Blutung ist in 70 % der Fälle im Schläfenbereich und wölbt sich konvex gegen das Hirngewebe vor, da die Verwachsung der Dura mit dem Schädelknochen im Bereich der Schädelnähte eine großflächige Ausbreitung verhindert. Viele Symptome der intrakraniellen Blutungen ähneln sich. Prägnant für die epidurale Blutung sind das sog. „freie Intervall" und die zügig eintretende Pupillendifferenz aufgrund der Kompression des III. Hirnnervs (N. oculomotorius).
- **Subdurale Blutung:**
  Eine subdurale Blutung ist eine Hirnblutung zwischen der harten Hirnhaut (Dura mater) und der Spinnengewebshaut (Arachnoidea). Sie entsteht meist durch Einreißen der Brückenvenen und liegt dem Hirngewebe sichelförmig an. Die Besonderheit bei dieser Hirnblutung ist, dass sie als akutes oder chronisches Hämatom auftreten kann.
- **Subarachnoidale Blutung:**
  Eine Subarachnoidalblutung ist eine arterielle Blutung im Subarachnoidalraum, zwischen Arachnoidea und Pia mater. Ursache ist meist die Ruptur eines intrakraniellen Aneurysmas. Tritt die Subarachnoidalblutung nach einem Trauma auf, ist dies ein Indiz für eine potenzielle schwerwiegende Hirnschädigung, und ihr Vorliegen erhöht das Risiko für weitere raumfordernde Verletzungen. Prägnantes Symptom bei dieser Hirnblutung ist der sog. „Zerreißungskopfschmerz". Diese Hirnblutung ist die einzige, die auch durch eine Liquorpunktion festgestellt werden kann, da der Subarachnoidalraum mit dem Ventrikelsystem verbunden ist.
- **Intrazerebrale Blutung:**
  Bei einer intrazerebralen Blutung handelt es sich um eine Blutung innerhalb des Hirngewebes. Kontusionen und intrazerebrale Hämatome kommen relativ häufig bei schweren Hirntraumen vor. Kontusionen können sich innerhalb von Stunden oder Tagen zu einem intrazerebralen Hämatom weiterentwickeln und zu einer solch großen Volumenzunahme führen, dass eine chirurgische Intervention erforderlich wird.

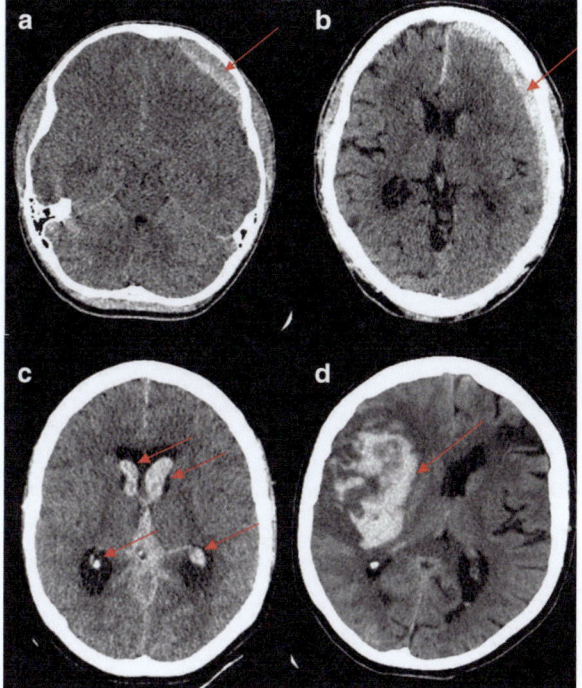

Abb. 10.3 Lokalisationen der intrakraniellen Blutungen: **a** epidurale Blutung, **b** subdurale Blutung, **c** Subarachnoidalblutung, **d** intrazerebrale Blutung

10.1.4 Frakturen

- **Schädelfrakturen:**
  Schädelfrakturen (Abb. 10.4) können an der Schädelkalotte oder an der Schädelbasis als offene, geschlossene, als gerade oder sternförmige Fraktur auftreten. Typische Merkmale einer Schädelbasisfraktur sind periorbitale Hämatome (Monokel- oder Brillenhämatom), retroaurikuläre Hämatome (Battle- Zeichen), Rhino- oder Otoliquorrhö sowie Funktionsstörungen des VII. und VIII. Hirnnervs (Fazialisparese und Hörverlust). Die Symptome können gleich nach dem Trauma auftreten, aber auch erst einige Tage später. Schädelimpressionsfrakturen benötigen eine operative Versorgung, wenn die Impression größer als die Dicke des Schädels ist oder eine offene, verschmutzte Fraktur vorliegt.
- **Mittelgesichtsfrakturen:**
  Mittelgesichtsfrakturen sind Brüche des Gesichtsschädels. Sie treten häufig durch direkte mechanische Gewalt auf, beispielsweise bei Sportunfällen, Faustschlägen, Verkehrsunfällen und Stürzen.

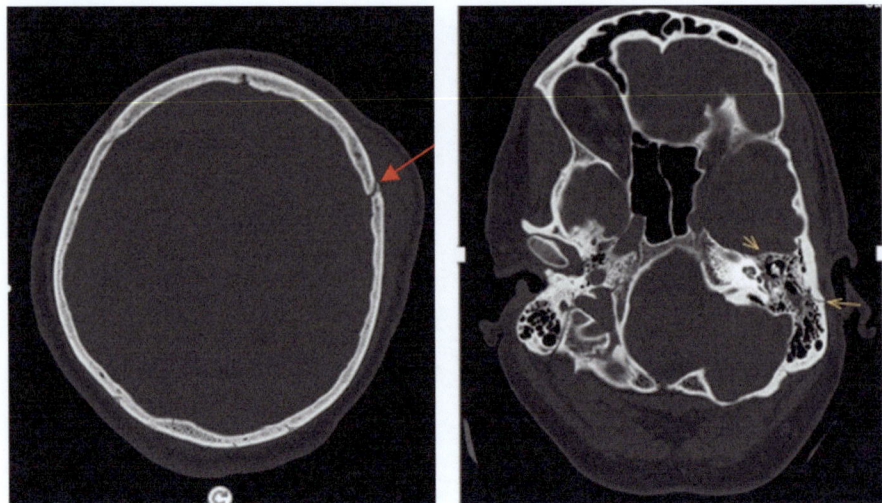

Abb. 10.4 a Schädelfraktur. b Schädelbasisfraktur

10.1.5 weiter mögliche Verletzungen- Kopfschwartenverletzung

Eine Verletzung der Kopfschwarte darf nicht unterschätzt werden. Da die Kopfhaut sehr gut durchblutet ist, kann es schnell bei Verletzungen zu einem großen Blutverlust kommen, der einen hypovolämen Schock auslösen kann.

10.1.6 Einklemmungssyndrom (Herniation)

Durch eine intrakraniellen Volumenvermehrung z. B. durch eine Hirnblutung, kann es zu einem Hirndruckanstieg kommen. Der Körper kann einen leichten Hirndruckanstieg kompensieren, indem er das venöse Blut und Liquor vermehrt aus dem Gehirn herausgepresst (Monroe-Kelli-Dokrin). Ist dieser Kompensationsmechanismus ausgeschöpft, kommt es zum Hirndruckanstieg, der bei zu starker Erhöhung zu einem Einklemmungssyndrom, der sogenannten Herniation führen kann . Dieses bedeutet, dass Anteile des Gehirns im Tentoriumschlitz (obere Einklemmung) oder im Foramen Magnum (unteren Einklemmung) eingeklemmt werden. Im letzten Stadium der Einklemmung tritt häufig der Cushing Reflex auf. Hier kommt es zu einem extremen Blutdruckanstieg, einer Bradykardie und einem veränderten Atemmuster.

10.2 Neurologische Untersuchung und Klassifikation

Im Rahmen der ersten Schockraumphase (cABCDE) muss eine schnelle und fokussierte neurologische Untersuchung durchgeführt werden.

- Glasgow Coma Scale: Hier wird die Bewusstseinslage anhand der Glasgow Coma Scale (GCS) beurteilt. Augen öffnen, verbale Reaktion und beste motorische Reaktion werden hier mit einer Punkteskala bewertet. Ein GCS-Punktwert von ≤8 gilt allgemein als Koma und damit als schweres Schädel-Hirn-Trauma. Ein Patient mit einem GCS-Punktwert von ≤8 muss intubiert und beatmet werden. Ein Punktwert von 9–12 wird als mittelgradiges Schädel-Hirn-Trauma klassifiziert und ein Punktwert von >12 gilt als leichtes Schädel-Hirn-Trauma.
- Pupillen auf Größe, Gleichheit und Lichtreaktion überprüfen.

10.2.1 Glasgow Coma Scale (Tab. 10.1)

Wichtige Hinweise für die Ermittlung der GCS:

Ist die motorische Reaktion auf beiden Seiten unterschiedlich, erhält der Patient den höheren der beiden Werte. Dieser Wert ist bei der Prognose des Patienten zuverlässiger. Wenn ein Parameter nicht beurteilbar ist (z.B. Patient mit Tracheostoma) muss dieser Aspekt besonders beachtet und dokumentiert werden.

Tab. 10.1 Glasgow Coma Scale

Prüfung	Reaktion	Punkte
Augen öffnen	Spontan	4
	Nach Ansprache	3
	Auf Schmerzreiz	2
	Keine Reaktion	1
Verbale Reaktion	Orientiert	5
	Verwirrt, desorientiert	4
	Unzusammenhängende Worte	3
	Unverständliche Laute	2
	Keine verbale Reaktion	1
Motorische Reaktion	Befolgt Anweisung	6
	Gezielte Schmerzabwehr	5
	Ungezielte Schmerzabwehr	4
	Beugesynergien	3
	Strecksynergien	2
	Keine Reaktion	1

10.2.2 Einteilung

Die Einteilung des Schädel-Hirn-Traumas wird anhand der GCS durchgeführt:

- Leichtes SHT: GCS 13–15
- Mittelschweres SHT: GCS 9–12
- Schweres SHT: GCS 3–8

10.2.3 Maßnahmen

Um die Hirnfunktion zu erhalten, zu optimieren und um sekundäre Hirnschäden zu vermeiden, sind Sofortmaßnahmen erforderlich.

- **Erste Schockraumphase**
  - **Atemwegsmanagement** und Stabilisierung derHalswirbelsäule (HWS):
    Alle Patienten mit Schädel-Hirn-Trauma sollten, unabhängig vom Schweregrad der Verletzung, während der Akutmaßnahmen großzügig Sauerstoff erhalten. Eine vorübergehende Ateminsuffizienz mit Hypoxie tritt häufig bei schweren SHT-Verletzungen auf. Diese kann weitere Schäden des Gehirns verursachen.

  ▶ Bei Patienten mit einem GCS-Punktwert von ≤8 oder bei ungenügender Oxygenierung sollte frühzeitig endotracheal intubiert werden.

  - **Beatmung:**
    Bei beatmeten Patienten sind ein pCO_2 von ca. 40 mmHg (Normoventilation) und eine normale Oxygenierung aufrechtzuerhalten (Abfall der arteriellen Sauerstoffsättigung < 90% unbedingt vermeiden). Bei einer akuten Verschlechterung des neurologischen Zustands können die Patienten über einen begrenzten Zeitraum forciert beatmet werden (Hyperventilation), um eine drohende Herniation zu verhindern (pCO_2 <4,27 kPa/<32 mmHg).
  - **Kreislauf:**
    Eine Hypotonie wird normalerweise nicht durch ein Schädel-Hirn-Trauma ausgelöst; Ausnahmen sind kritische intrakranielle Druckanstiege, die die Einklemmung des Hirnstammes zur Folge haben, oder eine begleitende Rückenmarkverletzung. Hypotone Episoden sollten vermieden und der systolische Blutdruck sollte bei >110 mmHg gehalten werden. Einzelne oder multiple hypotone Episoden erhöhen die Morbidität und Mortalität bei Patienten mit Schädel-Hirn-Trauma.
    Hypertonie, Bradykardie und unregelmäßige Atmung (Cushing-Trias) sind beunruhigende Zeichen einer Herniation und müssen sofort beachtet und ggf. chirurgisch behandelt werden. Die Blutdrucksenkung darf hier nur sehr zurück-

haltend erfolgen, da in dieser Phase die Hirndurchblutung nur durch einen erhöhten Blutdruck sichergestellt werden kann.
- **Neurologischer Status:**
Nach kardiopulmonaler Stabilisierung des Patienten wird eine fokussierte neurologische Untersuchung durchgeführt. Alkohol, Drogen oder zusätzliche Verletzungen können das neurologische Bild verschleiern. Die Pupillendilatation und das Fehlen auf Lichtreaktion sind Frühzeichen einer Einklemmung.
- **Entkleiden und Wärmemanagement:**
Die Normothermie des Patienten ist aufrechtzuerhalten. Die Nutzung der Hypothermie bei Patienten mit isoliertem SHT wird weiterhin erforscht, laut S3-Leitlinien kann hierfür aber keine Empfehlung ausgesprochen werden.

- **Medikamentöse Behandlung**
Die konservativen medikamentösen Maßnahmen im Verlauf der Behandlung bei einem SHT umfassen die i.v.-Flüssigkeitsgabe, Mannitol, hypertone Kochsalzlösung, Barbiturate und Antikonvulsiva.

- **i.v.-Flüssigkeitsgabe:**
Infusionslösung, Vollblut und Blutprodukte werden zur Stabilisierung und Volumensubstitution appliziert, sie dürfen aber nicht zur Volumenüberladung führen. Hypotone Infusionen sollten wegen der Gefahr der Zunahme eines Hirnödems vermieden werden. Deshalb werden Ringer- und Vollelektrolytlösungen zur Volumensubstitution verwendet.
- **Mannitol:**
Mannitol wird zur Senkung des intrakraniellen Drucks verabreicht. Bei hypovolämischen Patienten senkt es jedoch nicht den ICP, sondern verschlimmert durch seine diuretische Wirkung die Hypovolämie und verstärkt somit die zerebrale Ischämie. Die Indikation für Mannitol bei normalen Kreislaufverhältnissen ist eine akute neurologische Verschlechterung, wie z. B. die Entwicklung einer geweiteten Pupille (Einklemmung).
- **Hypertone Kochsalzlösung:**
Die hypertone Kochsalzlösung wird ebenfalls zur Reduktion des intrakraniellen Drucks verabreicht. Da sie keine diuretische Wirkung hat, kann sie bei hypotonen Patienten eingesetzt werden.
- **Barbiturate (Thiopental):**
Barbiturate senken wirkungsvoller den intrakraniellen Druck als andere Maßnahmen. Eine große Nebenwirkung dieses Medikaments ist ein starker Blutdruckabfall. Deshalb sollte es bei hypotonen und hypovolämischen Patienten nicht eingesetzt werden.
- **Antikonvulsiva:**
Bei SHT-Patienten kann eine posttraumatische Epilepsie auftreten. Antikonvulsiva können akute Anfälle durchbrechen, verändern den langfristigen Verlauf einer möglichen Anfallserkrankung jedoch nicht. Sie sollten auch nur im Notfall eingesetzt werden, da sie die Erholung des Gehirns beeinträchtigen.

10.2.4 Computertomografie (CT)

Nach der hämodynamischen Stabilisierung muss möglichst schnell eine kranielle Computertomografie, die sog. CCT-Untersuchung, durchgeführt werden. Intrakranielles Kontrastmittel kann die Visualisierung einer intrakraniellen Pathologie (z. B. vorhandenes Blut) erschweren.

10.2.5 Monitoring

Das Monitoring bei SHT-Patienten sollte sorgfältig und fortlaufend durchgeführt werden. Es gehören eine kontinuierliche Herzfrequenzmessung, Pulsoxymetrie und Blutdruckmessung angeschlossen. Die Messung des intrakraniellen Drucks (ICP) hat in den letzten Jahrzehnten international Einzug in die Akutversorgung bewusstloser schädelhirnverletzter Patienten gefunden und wurde mittlerweile in mehreren internationalen Leitlinien implementiert.

▶ **Wichtig**
- Drogen, Alkohol oder Hypoglykämie können die Bewusstseinslage verändern. Wenn diese Faktoren ausgeschlossen und eine Hypotonie behandelt wurde, deutet eine veränderte Bewusstseinslage so lange auf eine traumatische ZNS-Schädigung hin, bis sie ausgeschlossen ist.
- Die Bestimmung der GCS-Werte bei älteren Patienten kann aufgrund von Begleiterkrankungen (z. B. Morbus Alzheimer, Demenz, Verwirrtheit) erschwert sein.
- Bei älteren und alkoholkranken Menschen ist die Gefahr, eine Venenruptur mit nachfolgendem subduralem Hämatom und intrakranieller Blutung zu bekommen, höher, weil die Brückenvenen im Gehirn weniger elastisch werden und das Gehirn im Alter atrophiert.
- Krampfanfälle treten häufiger bei Kindern als bei Erwachsenen mit Schädel-Hirn-Trauma auf. Bei Kindern sind Krampfanfälle in der Regel selbstlimitierend, d. h., sie hören spontan wieder auf.
- Transnasale Magensonden sowie nasopharyngeale und nasotracheale Tuben sind bei Patienten mit multiplen Gesichtsfrakturen kontraindiziert.

10.3 Verletzungen der Wirbelsäule und des Rückenmarks

Unabhängig von neurologischen Störungen muss bei mehrfach verletzen Traumapatienten immer von einer Wirbelsäulenverletzung ausgegangen werden, bis das Gegenteil bewiesen wurde. Das gesamte medizinische Personal muss sich bewusst sein, dass übermäßige Manipulation und unzureichende Immobilisation am Verletzten zu weiteren neurologischen Schäden führen können und sich somit das Outcome des Patienten verschlechtern kann.

10.3.1 Anatomie

- Die Wirbelsäule besteht aus 7 zervikalen (Halswirbeln), 12 thorakalen (Brustwirbel) und 5 lumbalen Wirbeln (Lendenwirbeln) sowie aus dem sakralen (Kreuzbein) und kokzygealen (Steißbein) Bereich. Sie hat eine doppel-S-förmige Krümmung, diese erlaubt große Beweglichkeit und Stabilität. Die Wirbelkörper werden durch die Bandscheiben voneinander getrennt sowie vorne und hinten von Bandstrukturen zusammengehalten. Die Facettengelenke, die interspinalen Ligamente und die paraspinale Muskulatur tragen zur Stabilität der Wirbelsäule bei. Bis auf den 1. und 2. Halswirbel sowie die zusammengewachsenen Wirbel des Kreuz- und Steißbeins ähneln sich alle Wirbel in Form, Struktur und Beweglichkeit. Der Atlas (1. Halswirbel) und der Axis (2. Halswirbel) sind ringförmig. Der Axis hat zusätzlich einen Dorn, den Dens axis, der wie ein Zahn nach oben gerichtet ist.

- Das Rückenmark (Medulla spinalis) beginnt am kaudalen Ende der Medulla oblongata in Höhe des Foramen magnum und endet beim Erwachsenen etwa in Höhe von L1. Es besteht wie das Gehirn aus weißer und grauer Substanz, wird von Gehirn-Rückenmarks-Flüssigkeit (Liquor cerebrospinalis) umgeben und vom Durasack umhüllt. Die Blutversorgung erfolgt durch die Vertebral- und Spinalarterien. Von den vielen Leitungsbahnen im Rückenmark lassen sich nur 3 leicht klinisch überprüfen.
    - Aufsteigende oder afferente Nervenbahnenleiten sensorische Signale wie Schmerzempfinden, Temperaturwahrnehmung und Berührungsempfindung vom Körper ins Gehirn.
    - Absteigende oder efferente Nervenbahnen geben motorische Information vom Gehirn in den Körper weiter. Sie kontrollieren die Bewegung und den Tonus aller Muskeln des Menschen.
- Die Spinalnerven treten auf Höhe jedes Wirbels paarweise aus, somit gibt es 31 Paare, die den Körper mit Informationen versorgen. Sie werden nach Höhe der Austrittsstelle am Wirbel benannt. Es gibt 8 Spinalnervenpaare in der HWS (C1–C8), 12 Paare im Brustbereich (Th1–Th12), 5 Paare im Lendenbereich (L1–L5), 5 im Kreuzbeinbereich (S1–S5) und 1 kokzygeales Nervenpaar (Co1). Jeder Nerv hat auf jeder Körperseite 2 Wurzeln, eine dorsale (hintere) und eine ventrale (vordere). Die dorsale Wurzel leitet sensorische Impulse weiter, die ventrale Wurzel die motorischen Impulse. Das Einzugsgebiet eines Spinalnervs wird Dermatom genannt (Abb. 10.5).

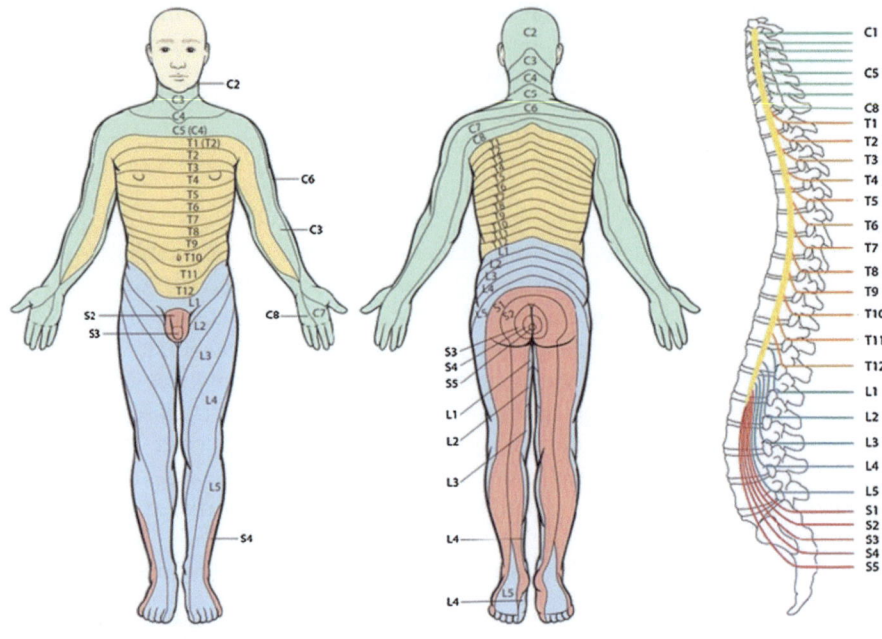

Abb. 10.5 Dermatome. (Aus Tronnier 2018)

10.3.2 Untersuchung und Beurteilung von Wirbelsäulen- und Rückenmarkverletzung

- **Untersuchung**
  - Auf Lähmungserscheinung (Plegie) untersuchen
  - Plegie:
    - Paraplegie: doppelseitige Lähmung, Lähmung der unteren Extremitäten
    - Tetraplegie: Lähmung aller Extremitäten unterhalb des Halses
  - Auf Schmerzen, Parästhesien, Taubheitsgefühl und Kribbeln achten
  - Lokalisation und Grad der neurologischen Störung notieren
  - Funktion der Arme und Beine miteinander vergleichen
  - Auf eine Dauererektion des männlichen Gliedes (Priapismus) achten
  - Engmaschige Überprüfung von motorischen Funktionen und Sinnesempfindung wegen der Gefahr eines aufsteigenden Rückenmarködems
  - Sensorische Funktion der Haupthautsegmente überprüfen:
    - Th4 – Brustwarze
    - Th10 – Bauchnabel
  - Untersuchung der Muskelareale zur Ermittlung der Höhe der Verletzung von motorischen Nervenwurzeln

10 Disability und Exposure

- Patienten in achsengerechter Körperhaltung drehen (Log-Roll) und Wirbelsäule und Rücken auf offensichtliche Verletzungszeichen inspizieren
- Wirbelsäule auf Schmerzen, Berührungsempfindlichkeit, Krepitation und Knochendefekte abtasten
- Bei stumpfen Kopf- und Halstraumen besteht das Risiko einer stumpfen Karotis- und Wirbelarterienverletzung („blunt carotid and vertebral arterial injury"=BCVI). Die frühzeitige Diagnose und Therapie dieser Verletzung können die Gefahr eines Schlaganfalls verringern. Indikationen für ein Screening werden noch diskutiert. Mögliche Screening-Kriterien sind:
  - Fraktur von C1–C3
  - Subluxierte Wirbelsäulenfraktur
  - Frakturen mit Beteiligung des Foramen transversarium

10.3.3 Neurogener versus spinaler Schock

- Ein **neurogener** Schock resultiert aus einer Störung der absteigenden sympathischen Bahnen des unwillkürlichen Nervensystems im zervikalen und thorakalen Rückenmark. Bei Querschnittsverletzung unterhalb Th6 kommt er selten vor. Er führt zu einem Verlust des vasomotorischen Tonus und der sympathischen Innervation des Herzens. Durch den Verlust des vasomotorischen Tonus kommt es zur Gefäßdilatation im Abdomen und im Beinbereich, somit zum venösen Blutpooling und damit zur **Hypotonie.** Der Verlust der Innervation des Herzens führt zu einer **Bradykardie** oder zumindest zu einem Ausbleiben der Tachykardie. Allein durch Flüssigkeitsgabe lässt sich der Blutdruck nicht normalisieren, und eine massive Volumensubstitution kann zur Flüssigkeitsüberladung und somit zu einem Lungenödem führen. Vasopressoren können nach einem moderaten Einsatz von Volumensubstitution zur Blutdrucknormalisierung führen. Gegen die hämodynamische relevante Bradykardie kann Atropin zum Einsatz kommen.
- Die Bezeichnung **spinaler Schock** bezieht sich auf die klinischen Befunde erschlaffter Muskulatur, Reflexausfall und fehlende Spontanmotorik. Es muss aber keine strukturelle Schädigung des Rückenmarks vorliegen. Der Ausfall der Rückenmarkfunktion ist von unterschiedlicher Dauer.

10.3.4 Querschnitt

- Komplett: Wenn sich unterhalb einer bestimmten Läsion keine sensorische oder motorische Funktion nachweisen lässt.
- Inkomplett: Motorik und Sensorik sind bis zu einem gewissen Grad erhalten. Perianaler Sensibilitätserhalt kann der einzige Hinweis auf eine inkomplette Lähmung sein.

▶ Alkohol und Drogen können die Reaktion des Patienten auf die Untersuchung verändern.

10.3.5 Maßnahmen

Das allgemeine Management bei Wirbelsäulen- und Querschnittsverletzungen umfasst Immobilisation, i.v.-Flüssigkeitsgabe zur Kreislaufstabilisierung, Medikamente und ggf. Verlegung in eine spezialisierte Einrichtung.

- **Atemwegsmanagement und HWS-Stabilisierung:**
  An eine frühe Intubation und Beatmung von Patienten mit HWS-Verletzungen denken. Eine HWS-Verletzung oberhalb von C6 kann zum teilweisen oder kompletten Ausfall der Atemfunktion führen. Bei bewusstlosen Patienten muss eine kontinuierliche Ruhigstellung der HWS mittels Zervikalstütze erfolgen, bzw. die komplette Wirbelsäule muss bis zum Ausschluss jeglicher Verletzung immobilisiert werden. Ist der Patient wach, klar, nüchtern, neurologisch unauffällig und hat keine Nackenschmerzen, Druckschmerzen über den Dornfortsätzen oder Distraktionsverletzung, ist eine HWS-Fraktur oder -Instabilität unwahrscheinlich (NEXUS-Kriterien S3-Leitlinie).
- **Beatmung:**
  Das Zwerchfell trägt zu 60–70% zur Atmung bei und ist damit der wichtigste Atemmuskel. Kommt es bei einem Wirbelsäulentrauma zu einem hohen Querschnitt, kann dieser Muskel ausfallen und die Atemfunktion wird gestört. Kommt es zur insuffizienten Ventilation der Lunge, muss der Patient beatmet werden.
- **Kreislauf:**
  Patienten mit Wirbelsäulenverletzungen bekommen die gleiche i.v.-Flüssigkeitstherapie wie jeder andere Traumapatient. Besteht eine kontinuierliche Hypotonie und andere Blutungsquellen sind ausgeschlossen, muss an einen neurogenen Schock gedacht werden. Je nach Notwendigkeit sollte der neurogene Schock mit Volumenersatz und Gabe von Vasopressoren behandelt werden.
- **Neurologischer Status:**
  Bei Patienten mit Verdacht auf Wirbelsäulenverletzung muss eine engmaschige neurologische Untersuchung durchgeführt werden. Je nach Krankhaus muss rechtzeitig ein Spezialist für Wirbelsäulenverletzungen, ein neuro- oder orthopädischer Chirurg, hinzugezogen werden. Es sollten Vorbereitungen für die diagnostischen Untersuchungen wie Röntgen und CT laufen. Die Wirbelsäule kann auch anhand von CT- anstelle von Röntgen-Übersichtsaufnahmen beurteilt werden.
- **Entkleiden und Wärmemanagement:**
  Um eine normale Körpertemperatur erhalten zu können, muss man auf eine adäquate Umgebungstemperatur achten. Das Spineboard (Rückenbrett) sollte frühzeitig entfernen werden, um die Gefahr von Druckgeschwüren zu reduzie-

ren. Zum Entfernen des Spineboards und zur Untersuchung des Rückens sollte der Patient gedreht werden. Dies sollte mit dem Log-Roll-Manöver und mindestens 4 Personen durchgeführt werden.
- **Hilfsmittel und Ergänzungen in der ersten Schockraumphase:**
Durch das Legen eines Blasenkatheters vermeidet man eine Blasenüberdehnung. Das Legen einer Magensonde vermindert eine Magenüberdehnung und senkt das Aspirationsrisiko.
- **Medikamente:**
Auf die adäquate Behandlung der Schmerzen achten. Die routinemäßige Gabe von Steroiden bei Rückenmarkverletzungen ist noch nicht ausreichend belegt bzw. wird noch diskutiert.
- **Transport:**
Patienten mit Wirbelsäulenverletzungen oder neurologischen Störungen sollten in eine Einrichtung verlegt werden, in der eine definitive Versorgung gewährleistet ist.

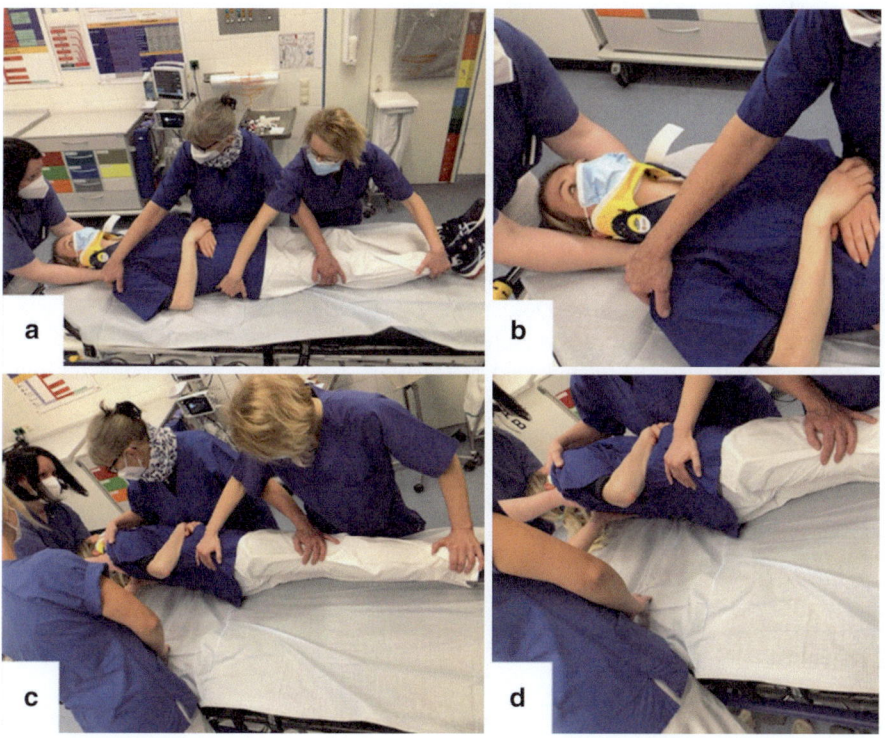

Abb. 10.6 Ablauf des Log-Roll-Manövers (zur Demonstration wurde auf die Schutzkleidung verzichtet)

10.4 Log-Roll-Manöver (Abb. 10.6)

a) Eine Person steht am Kopf des Patienten und stabilisiert den Kopf mitsamt der HWS **am Rumpf** des Patienten.
Zwei weitere Helfer stehen auf derselben Seite neben dem Patienten und stabilisieren den Rumpf und die Extremitäten des Patienten mittels Kreuzgriff.
b) HWS- und Kopf-Stabilisierung durch die Person am Kopf des Patienten
c) Gemeinsames achsengerechtes Drehen auf ein klares Kommando der Person am Kopf des Patienten
d) Untersuchung des Rückens und des Rektums

▶ **Wichtig**
Patienten mit einer hohen Querschnittssymptomatik bei Rückenmarkverletzungen haben bei abdominalen Verletzungen keine Abwehrspannung. Deshalb ist eine eFAST-Sonografie hier besonders wichtig.

Fehlende Rückenschmerzen sind kein Ausschlusskriterium für eine relevante Verletzung der Wirbelsäule.

10.5 Reflexionsfragen

Nach der Beschäftigung mit diesem Kapitel sollten Sie folgende Fragen beantworten können:
- Wie wird der Glasgow Coma Scale ermittelt?
- Anhand welcher Werte findet eine Einteilung des Schädel-Hirn-Traumas statt?
- Was sagt die Monro-Kellie-Doktrin aus?
- Wie unterscheiden sich die verschiedenen intrakraniellen Blutungen?
- Welche Zielwerte (Blutdruck und pCO_2-Wert) sollten zur Vermeidung sekundärer Hirnschäden angestrebt werden?
- Welche Anzeichen geben wichtige Hinweise auf eine Verletzung des Rückenmarks?
- Wie wird das Log-Roll-Manöver korrekt durchgeführt?
- Warum ist die abdominelle Sonografie bei Patienten mit Querschnittssymptomatik besonders wichtig?

Literatur

American College of Surgeons Committee on Trauma. (2018). *Advanced trauma life support* (10. Aufl.). Urban & Fischer/Elsevier.

Birbaumer, N. (2010). *Biologische Psychologie*. Springer. https://doi.org/10.1007/978-3-540-95938-0_5.

Bühren, V., & Trentz, O. (2006). *Checkliste Traumatologie* (6. Aufl.). Thieme.

CRASH-3 Trial Collaborators. (2019). CRASH-3 trial collaborators, 2019 Effects of tranexamic acid on death, disability, vascular occlusive events and other morbidities in patients with acute traumatic brain injury (CRASH-3): A randomised, placebo-controlled trial. *Lancet, 394*(17), 13–23.

Deutsche Gesellschaft für Unfallchirurgie. (2022). Polytrauma/Schwerverletzten-Behandlung S3-Leitlinie. https://register.awmf.org/assets/guidelines/187-023l_S3_Polytrauma-Schwerverletzten-Behandlung_2023-06.pdf. Zugegriffen: 30. Juli 2024.

Firsching, R., Rickels, E., Mauer, U. M., Sakowitz, O. W., Messing-Jünger, K., Engelhard, K., Schwenkreis, P., Linn, J., & Schwerdtfeger, K. (2015). S2- Leitlinien Schädel-Hirn-Trauma. https://www.awmf.org/uploads/tx_szleitlinien/008-001l_S2e_Schaedelhirntrauma_SHT_Erwachsene_2016-06.pdf. Zugegriffen: 01. Mai 2022.

Knacke, P., Rossi, R., Rupp, P., Schnelle, R., & Seekamp, A. (Hrsg.). (2015). *Das Trauma-Buch, Präklinische Versorgung Verletzter* (2. Aufl.). Stumpf & Kossendey.

National Association of Emergency Medical Technicians (NAEMT). (2016). *Präklinisches Traumamanagement. Prehospital trauma life support (PHTLS)*. (3. aktualisierte und überarbeitete Aufl.). Elsevier.

Niehaus, J., & Nonhoff, D. (2019). *Was ist ein Schädel-Hirn-Trauma?* https://www.tk.de/techniker/gesundheit-und-medizin/behandlungen-und-medizin/neurologische-einschraenkungen/was-ist-ein-schaedel-hirn-trauma-2016406. Zugegriffen: 01. Mai 2022.

Nonnenmacher (o. J.) Cushing-Reflex. 7 https://medlexi.de/Cushing-Reflex. Zugegriffen: 01. Mai 2022.

Rickels, E. (o. J.) *Schädel-Hirnverletzungen (auch Schädelhirntrauma (SHT), Traumatic Brain Injuries (TBI))* 7 https://www.dgnc.de/gesellschaft/fuer-patienten/schaedel-hirnverletzungen/. Zugegriffen: 01. Mai 2022.

Sadelfeld, T., Köpcke, J., & Liehn, M. (2018). Neurochirurgie. In M. Liehn, J. Köpcke, H. Richter, & L. Kasakov (Hrsg.), *OTA-Lehrbuch. Ausbildung zur Operationstechnischen Assistenz* (2. Aufl.). Springer.

Tillmann, B. N. (2016). *Atlas der Anatomie. Mit Muskeltabellen* (3. Aufl.). Springer.

Tronnier, V. (2018). *Neurochirurgische Schmerztherapie. Schmerzsyndrome und Therapieverfahren*. Springer.

Wiesmann, M., Linn, J., & Brückmann, H. (2014). *Atlas Klinische Neuroradiologie. Wirbelsäule und Spinalkanal*. Springer.

Ziegenfuß, T. (2021). *Notfallmedizin* (8. Aufl.). Springer Medizin.

Besondere Patientengruppen

Michael Kegel, Kirsten Kablau und Margot Dietz-Wittstock

11.1 Patienten mit thermischen Verletzungen

Michael Kegel

Verbrennungen stellen den überwiegenden Teil der thermischen Verletzungen dar, allerdings können Erfrierungen ein ähnliches Symptombild aufzeigen. Neben der potenziellen Lebensgefahr können diese Verletzungen auch zu nachhaltigen Schäden der Gewebe führen. Die entstehende Narbenbildung kann zu einer lebenslangen Stigmatisierung der Betroffenen führen. Daher sollten Patienten mit diesen Verletzungen möglichst frühzeitig einer spezialisierten Behandlungseinheit (Verbrennungsklinik) zugeführt werden.

11.1.1 Verbrennungen

Die Inzidenz schwerer Verbrennungen beträgt in Deutschland etwa 1/50.000–1/60.000 Einwohner pro Jahr. Durch eine adäquate medizinische Therapie lässt sich die Sterblichkeit von Verbrennungspatienten deutlich verringern. Hierfür müssen auch die Begleitverletzungen erkannt und behandelt werden. Zur hämodynamischen Stabilisierung ist eine angepasste Volumensubstitution erforderlich.

M. Kegel (✉)
Bremen, Deutschland
E-Mail: Michael.kegel@gesundheitnord.de

K. Kablau
Flensburg, Deutschland

M. Dietz-Wittstock
Boren, Deutschland

© Der/die Autor(en), exklusiv lizenziert an Springer-Verlag GmbH, DE, ein Teil von Springer Nature 2025
M. Dietz-Wittstock und M. Kegel (Hrsg.), *Versorgung von Schwerverletzten im Schockraum*, https://doi.org/10.1007/978-3-662-71123-1_11

Weiterhin benötigen die Atemwege aufgrund einer möglichen thermischen Schädigung oder durch Rauchgase eine besondere Aufmerksamkeit.

Komplikationen einer Verbrennung wie die Hypothermie, Rhabdomyolyse oder Herzrhythmusstörungen bei Verbrennungen durch elektrischen Strom müssen verhindert bzw. entsprechende Therapien eingeleitet werden.

Beurteilung

Das Ausmaß einer Verbrennung wird anhand der Fläche und der Tiefe bestimmt, wobei die initiale Bestimmung der Verbrennungstiefe ohne adäquate Wundreinigung schwierig sein kann. Die Ausdehnung wird initial häufig überschätzt.

Flächenausdehnung

Zur Abschätzung der Verbrennungsfläche können die „Neunerregel nach Wallace" und die „Handflächenregel" genutzt werden.

Die Körperregionen eines Erwachsenen werden in anatomische Teilregionen zu je 9 % unterteilt. Bei Kindern und Säuglingen bestehen insbesondere aufgrund des großen Kopfes im Verhältnis zum Körper deutliche Unterschiede gegenüber den Erwachsenen.

Bei kleineren oder verteilten Verbrennungen kann anhand der Handfläche (inkl. Finger) das Verbrennungsausmaß bestimmt werden. Eine Handfläche beträgt ca. 1 % der Körperoberfläche (Abb. 11.1).

Tiefenausdehnung

Die Beurteilung der Verbrennungstiefe wird anhand von Graden durchgeführt (Tab. 11.1). Eine Differenzierung der Grade 2a und 2b gestaltet sich häufig schwierig.

Kühlung von Verbrennungspatienten

Die lokale Kühlung im Rahmen der Laienhilfe dient der Analgesie, birgt jedoch das Risiko der Hypothermie. Eine Hypothermie von Verbrennungspatienten gilt als prognostisch negativer Faktor und ist mit einer höheren Sterblichkeit verbunden.

▶ Eine aktive Kühlung von Verbrennungen soll von medizinischem Fachpersonal nicht durchgeführt werden bzw. muss beendet werden.

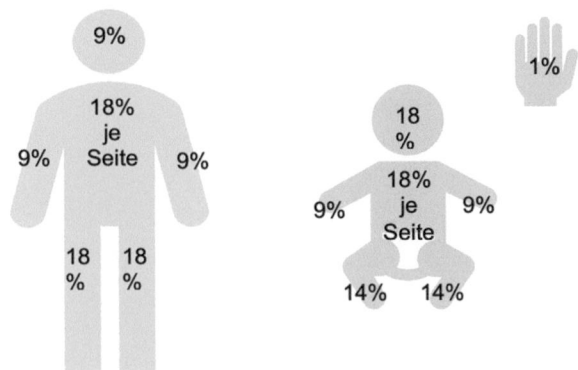

Abb. 11.1 „Neunerregel" zur Bestimmung der Flächenausdehnung bei Verbrennungen

11 Besondere Patientengruppen

Tab. 11.1 Verbrennungsgrade

Grad der Verbrennung	Betroffene Hautschichten	Klinik
1	Epidermis	Rötung, starker Schmerz, wie Sonnenbrand
2a	Oberflächliche Dermis	Blasenbildung, Wundgrund rosig und rekapillarisierend, starker Schmerz, Haare fest verankert
2b	Tiefe Dermis (mit Hautanhangsgebilden)	Blasenbildung, Wundgrund blasser und nicht oder schwach rekapillarisierend, reduzierter Schmerz, Haare leicht zu entfernen
3	Komplette Dermis	Trockener, weißer, lederartig harter Wundgrund, keine Schmerzen, keine Haare mehr vorhanden
4	Unterhautfettgewebe, Muskelfaszie, Muskeln, Knochen	Verkohlung

11.1.2 Erste Schockraumphase

Die erste Phase im Schockraum folgt dem Grundprinzip einer strukturierten Versorgung und orientiert sich dabei am cABCDE-Schema.

A – Airway

- Atemweg gesichert?
- Ggf. Intubation
- Lagekontrolle des Tubus/seitengleiche Belüftung?

B – Breathing und Ventilation

- Großzügige Sauerstoffgabe (8–15 l/min über Maske)
- Kontinuierliche Pulsoxymetrie (Achtung! Trotz einer guten Sättigung kann ein Sauerstoffmangel vorliegen. Kohlenmonoxid hat eine sehr hohe Affinität an das Hämoglobin und wird vom Pulsoxymeter nicht erkannt.)
- Bei beatmeten Patienten sollen folgende Einstellungen verwendet werden: 6–8 ml/kg ideales Körpergewicht je Atemhub, adäquate Einstellung des positiven endexspiratorischen Druckes (PEEP)
- Bei zirkulären Verbrennungen und einem B-Problem mit eingeschränkten Tidalvolumen: sofortige Escharotomie (Entlastungsschnitte der Haut)
- Blutgasanalyse mit Carboxyhämoglobin (CO-Hb)
- Ggf. Cyanokit bei Zyanidvergiftung

Anzeichen für ein Inhalationstrauma

- Verbrennungen von Gesicht und/oder Hals

- Versengte Brauen oder Nasenhaare
- Rußablagerungen in Mund und/oder Nase
- Rußhaltiges Sputum
- Heiserkeit
- Zeichen einer Atemwegsobstruktion (Stridor, Ödem, oropharyngeale Schleimhautschädigung)
- Bewusstseinsverlust und/oder Exposition in geschlossenen Räumen
- Explosion mit Verbrennungen an Kopf/Rumpf
- Carboxyhämoglobinanteil im Blut >10 % bei einem Patienten mit Verbrennungen

Bei einem Inhalationstrauma sollte die Indikation zur endotrachealen Intubation großzügig gestellt werden. Das Auftreten eines Stridors ist ein spätes Zeichen der Atemwegsschädigung und stellt eine sofortige Intubationsindikation dar. Zirkuläre Verbrennungen am Thorax und Hals beeinträchtigen ebenfalls die Atemfunktion.

Bei Patienten, die in einer brennenden Umgebung in geschlossenen Räumen eingeschlossen waren, muss von einer Kohlenmonoxidexposition ausgegangen werden. Die Diagnosestellung erfolgt durch die Anamnese und eine Carboxyhämoglobin(CO-Hb)-Bestimmung (Tab. 11.2). Liegt der CO-Spiegel unter 20 %, treten gewöhnlich keine körperlichen Symptome auf.

C – Circulation

- Blutdruckmessung und EKG
- Volumentherapie über liegende Zugänge
- Ggf. Anlage weiterer Zugänge/intraossärer Zugang
- Ggf. ZVK-Anlage
- Ggf. invasive Blutdruckmessung
- Bei allen sedierten Patienten und bei V. a. mechanisches Trauma: eFAST-Sonografie

Vereinfachte Rechnung zur Volumentherapie: 0,5–1 l kristalloide (erwärmte) Infusionslösung/h

> **Modifizierte Parklandformel nach Baxter**
> 2–4 ml Ringer-Lösung × kgKG × verbrannte Körperoberfläche in % = Flüssigkeitsbedarf in den ersten 24 h
> Die Hälfte des Gesamtvolumens soll in den ersten 8 h appliziert werden.

Tab. 11.2 Symptome einer Kohlenmomnoxid(CO)-Vergiftung

CO-Spiegel	Symptome
20–30 %	Kopfschmerzen und Übelkeit
30–40 %	Verwirrtheit
40–60 %	Koma
>60 %	Tod

Zielwerte:

- Diurese 0,5 ml/kgKG (bei Kindern 1 ml/kgKG)
- Herzfrequenz <120/min
- Arterieller Mitteldruck >65 mmHg
- Laktat <2,0 mmol/l; BE >–2 mmol/l

D – Disability

- Neurologischer Status (Pupillenkontrolle)
- Extremitäten bewegen lassen
- Ggf. kraniale Computertomografie (CCT)

E – Exposure

- Komplette Entkleidung
- Untersuchung auf Begleitverletzungen
- Temperaturmonitoring
- Schutz vor Hypothermie (Schockraumtemperatur anpassen)

▶ Auch bei ausgeprägten Verbrennungen dürfen Begleitverletzungen nicht übersehen werden.
   Eine Hypothermie sollte unbedingt vermieden werden, da diese die Sterblichkeit signifikant erhöht!

Wundbeurteilung und Versorgung
Die Beurteilung der verbrannten Körperoberfläche erfolgt am vollständig entkleideten Patienten nach Etablierung einer adäquaten Analgosedierung.

In der 2. Schockraumphase („Secondary Survey") müssen eingebrannte Kunststoff-, Textil- oder Bitumenreste entfernt werden. Gegebenenfalls ist auch eine Escharatomie (Entlastungsschnitte bei zirkulären Verbrennungen zur Vermeidung eines Kompartmentsyndroms) erforderlich. Im Verbrennungszentrum wird ein Debridement mit der Entfernung des avitalen Gewebes und anschließender Desinfektion erfolgen.

Um ein Verkleben des Wundgrunds mit dem Verbandmaterial zu vermeiden, muss die Wundabdeckung mit geeigneten Wundauflagen/Verbandtüchern erfolgen. Diese können ggf. befeuchtet werden.

▶ Wärmeverlust durch Verdunstungskälte, daher unbedingt an adäquaten Wärmeerhalt denken.

Antibiotikagabe
Es gibt keine Indikation zur prophylaktischen Antibiotikagabe im Schockraum, daher sollte diese nicht durchgeführt werden.

Tetanusschutz
Der Tetanusschutz muss überprüft und ggf. aufgefrischt werden.

Verlegung von Verbrennungspatienten
Für die Verlegung in ein Verbrennungszentrum müssen einige Kriterien erfüllt und bestimmte Verfahren beim Transfer berücksichtigt werden. Die Koordination von Verbrennungspatienten wird deutschlandweit über die zentrale Anlaufstelle für die Vermittlung von Krankenhausbetten und Meldung von freien Betten für Schwerbrandverletzte, Feuerwehr Hamburg, durchgeführt. Eine Übersicht der Verbrennungszentren in Deutschland findet sich in Abb. 11.2.

▶ **Tipp**
Tel.: 040/42.851–4950
Fax: 040/42.851–4269
Mail: einsatzmeldungen@feuerwehr.hamburg.de

Indikationen für die stationäre Behandlung in Zentren für Brandverletzte
Die stationäre Behandlung soll nach dem Kriterienkatalog der Deutschen Gesellschaft für Verbrennungsmedizin in jedem Fall in einem Zentrum für Brandverletzte durchgeführt werden, wenn eine der folgenden Verletzungen vorliegt:

- Verbrennungen Grad 2 von 10 % und mehr Körperoberfläche
- Verbrennungen Grad 3
- Verbrennungen an Händen, Gesicht oder Genitalien
- Verbrennungen durch Elektrizität (inkl. Blitzschlag)
- Verätzungen durch Chemikalien
- Inhalationstrauma
- Verbrennungspatienten mit Begleiterkrankungen oder Verletzungen, die die Behandlung erschweren
- Verbrennungspatienten, die eine spezielle psychologische, psychiatrische oder physische Betreuung benötigen
- Inhalationstraumen, auch in Verbindung mit leichten äußeren Verbrennungen; vom Vorhandensein eines Inhalationstraumas ist grundsätzlich bei Explosionsunfällen auszugehen
- Patienten mit Brandbrandverletzungen jeglichen Ausmaßes soll die Möglichkeit zur Behandlung in einem Zentrum angeboten werden.

11.1.3 Erfrierungen

Eine durch Kälte ausgelöste lokale Gewebeschädigung wird als Erfrierung bezeichnet. Häufig treten Erfrierungen in Kombination mit einer generalisierten Unterkühlung auf, welche allerdings deutlich bedrohlicher ist als eine Erfrierung. Um den Bergungstod durch einen reflektorischen Herzstillstand bei einer ausgeprägten Hypothermie zu vermeiden, sind besondere Anforderungen an eine schonende

11 Besondere Patientengruppen

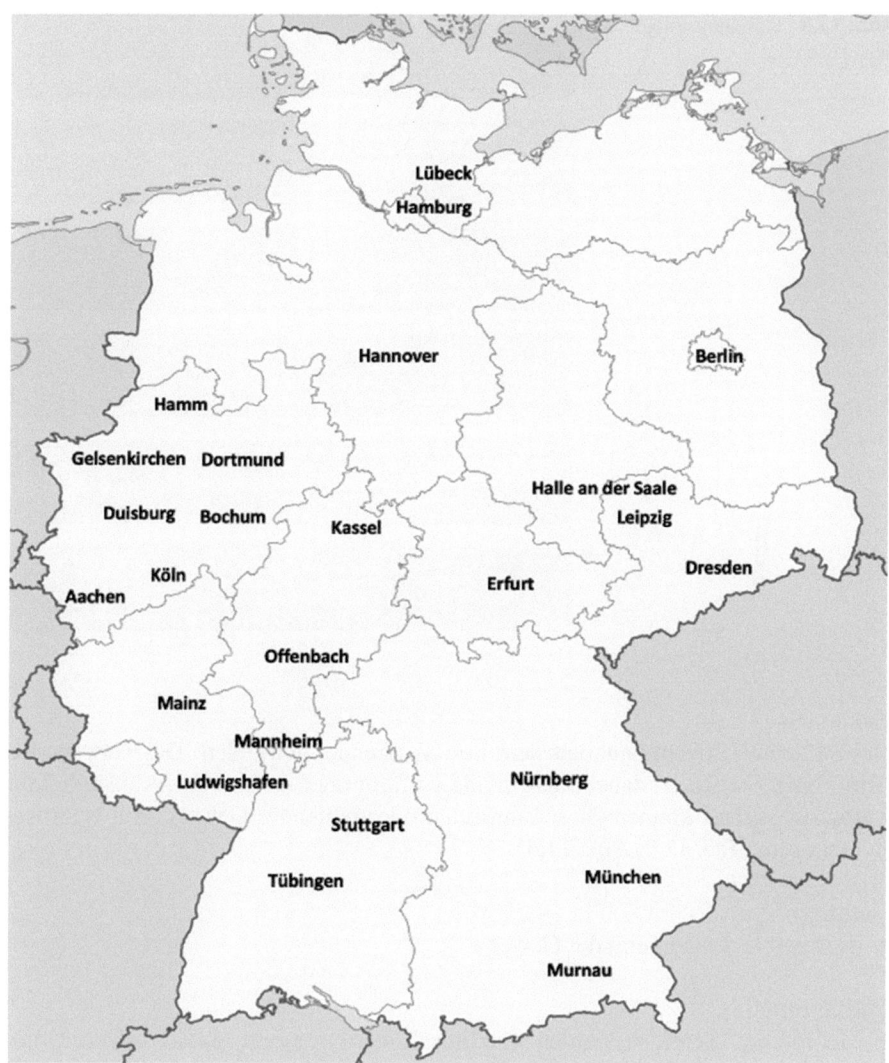

Abb. 11.2 Übersicht der Verbrennungszentren in Deutschland

Rettung und auch an die bewegungsarme Umlagerung in der Klinik zu stellen. Die Extremitäten sollten in dieser Phase nur wenig bewegt und nicht über das Herzniveau gelagert werden.

▶ **Definition** Lokale Gewebsschädigung durch direkte Einwirkung von Kälte. Insbesondere betroffen sind Endstrombahnregionen mit großer Oberfläche und kleinem Volumen (Extremitäten, Nase, Ohren und Genitalien). **Zur Pathophysiologie s. Abb. 11.3.**

Abb. 11.3 Pathophysiologie der Erfrierung

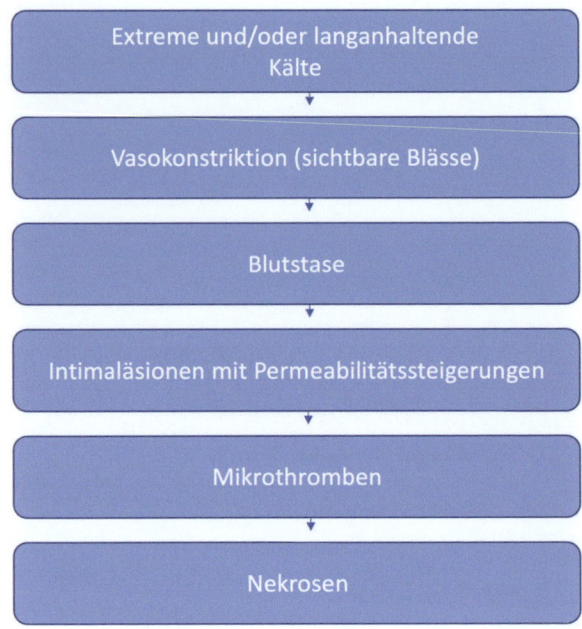

Erkennen
Das Bild einer Erfrierung ähnelt dem von Verbrennungswunden. Das Gewebe der betroffenen Stellen ist dabei blass, livide verfärbt oder marmoriert. Abhängig vom zeitlichen Verlauf können Blasen auftreten oder fehlendes Gewebe und Nekrosen sichtbar sein (Tab. 11.3, Abb. 11.4).

Gefahren
- Irreversible Schädigung der Gewebe

Maßnahmen
- „Erfrorene" Bereiche werden präklinisch steril versorgt, passiv erwärmt, und der Patient wird vor weiterem Wärmeverlust geschützt.

Tab. 11.3 Grade der Erfrierung

1. Grad	Zunächst kalte, blasse, hypästhetische Haut, rötet sich bei Erwärmung. Es setzt oft Juckreiz oder brennender Schmerz ein
2. Grad	Blasenbildung (klar) → Intimaschaden. Der Wundbereich ist rot/livide gefärbt. Schmerzen und Schwellung
3. Grad	Blasen (hämorrhagisch), livide oder blasse, anästhetische Hautareale mit irreversiblen Schäden → Nekrosenbildung (blauschwarz)
4. Grad	Dunkelrot/livide bis schwarz/nekrotische Hautareale mit Nekrose aller Gewebeanteile

11 Besondere Patientengruppen

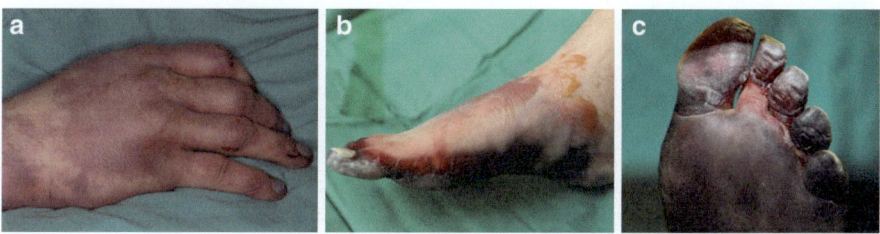

Abb. 11.4 Tiefgradige Erfrierungen. **a** Erfrierungen Grad 2. **b** Gemischtes Bild einer Erfrierung Grad 3 und 4. **c** Erfrierungen Grad 4. (Aus Sachs et al. 2016)

- Unter klinischen Bedingungen werden die betroffenen Areale in einem ca. 40 °C warmen (zirkulierenden) Wasserbad erwärmt.
- Da die Wiedererwärmung sehr schmerzhaft ist, muss dies unter ausreichender Analgesie erfolgen.
- Ggf. Thrombolyse und weitere Wundversorgung

Wichtig
Oft wird bei Vorhandensein einer Erfrierung eine (nicht so dramatisch erscheinende) Hypothermie nicht erkannt. Von der Hypothermie geht aber immer eine vitale Bedrohung aus. Daher muss die Therapie einer eventuellen Hypothermie im Vordergrund stehen.

11.1.4 Reflexionsfragen

Nach der Beschäftigung mit diesem Kapitelabschnitt sollten Sie folgende Fragen beantworten können:
- Wie werden das Ausmaß und die Tiefe einer Verbrennung bestimmt?
- Welche Maßnahmen sind in der Erstbehandlung von Patienten mit thermischen Schäden erforderlich?
- Wie kann die Volumentherapie bei Verbrennungspatienten abgeschätzt werden?
- Welche Kriterien gelten für eine Verlegung in ein Verbrennungszentrum?
- Wie werden Erfrierungen eingeteilt und welche besondere Gefahr muss bei diesen Patienten beachtet werden?

11.2 Der ältere Patient

Kirsten Kablau

Zu den Besonderheiten der Versorgung von älteren Traumapatienten gehören altersbedingte physiologische Veränderungen, Vorerkrankungen und deren medikamentöse Behandlung. Die Prioritäten der Evaluation und der Stabilisationsmaßnahmen bleiben jedoch gleich.

11.2.1 Verletzungsarten und -muster

Aufgrund der mittlerweile zunehmenden Aktivität im Alter (z. B. E-Bike) kommt es vermehrt auch zu Unfällen infolge moderner Freizeitgestaltung. Die hohe Mortalität spiegelt die geringeren körperlichen Reserven der älteren Menschen aufgrund des Alters, aufgrund von Komorbiditäten und eines oftmals mangelhaften Verständnisses des medizinischen Personals für die Bedürfnisse wieder (Tab. 11.4).

Der Sturz ist der häufigste Unfallmechanismus bei älteren Menschen, die in einem Traumazentrum behandelt werden, und damit die häufigste Ursache von unbeabsichtigten Verletzungen und Todesfällen in dieser Bevölkerungsgruppe.

Scheinbar leichtere Verletzungsmechanismen können durch das Zusammenwirken mehrerer Medikamente, vor allem mit Gerinnungshemmern, Komplikationen verursachen. Zu den häufigsten Verletzungen zählen: Schädel-Hirn-Traumen (subdurale Blutung), Oberschenkelhalsfrakturen, pertrochantäre Femurfrakturen, distale Unterarmfrakturen und Schulterfrakturen.

Tab. 11.4 Beispiele für altersphysiologische Veränderungen verschiedener Organsysteme

Betroffene Organsysteme	Altersphysiologische Veränderungen	Mögliche Krankheitsfolgen und Dysfunktionen
Nervensystem	Neuronale Atrophie Hirnvolumen vermindert	Kognitive Defizite, Demenz
Sinnesorgane	Verminderung von: • Hörvermögen • Sehvermögen • Geschmacks- und Geruchssinn	Verminderte Wahrnehmung von Gefahrenquellen
Herz	Vergrößerung des linken Vorhofs Reduktion der maximalen Herzfrequenz unter Belastung Sinusknotenautonomie reduziert	Vorhofflimmern Herzerkrankungen Geringere kardiale Reserve Gestörte Blutdruckregulation Ggf. Antikoagulanzientherapie
Lunge	Lungenelastizität, Kraft der Atemmuskulatur, Gasaustausch, Hustenstoß reduziert	Respiratorische Vitalkapazität reduziert Bronchopulmonale Infekte
Gefäße	Gefäßwandelastizität reduziert Schlechtere Durchblutung der Extremitäten	Arterielle Hypertonie Neuropathien
Leber/Niere	Verminderte Organfunktion	Niereninsuffizienz Verlangsamter Metabolismus von Medikamenten
Haut	Hautdicke vermindert Talg- und Schweißproduktion vermindert	Gestörte Thermoregulation
Knochen	Knochendichte vermindert	Frakturen
Muskulatur	Muskelmasse und Muskelkraft vermindert	Immobilität und Stürze

Thermische Verletzungen sind die dritthäufigste Ursache für Tod nach Verletzung bei älteren Menschen. Ältere Personen, die mit heißen Oberflächen oder Flüssigkeiten in Kontakt kommen oder in ein Feuer geraten, sind oft nicht in der Lage, sich schnell genug zu entfernen, bevor schwerere Verletzungen entstehen.

11.2.2 Atemwegsmanagement und Stabilisierung der Halswirbelsäule (HWS)

Das „A" des cABCDE des Primary Survey wird bei Älteren genauso wie bei allen anderen Patienten durchgeführt. So früh wie möglich sollte Sauerstoff verabreicht werden, auch bei chronischen Lungenerkrankungen. Außerdem sollte man an eine frühzeitige Intubation bei älteren Traumapatienten im Schock oder mit Thoraxverletzungen denken, da die kardiopulmonalen Reserven eingeschränkt sind. Kritische Faktoren beim Atemwegsmanagement älterer Patienten betreffen den Zahnstatus, die nasopharyngeale Fragilität, eine vergrößerte Zunge, eine verkleinerte Mundöffnung und HWS-Arthritis. Wenn das Gebiss nicht vollständig ist, kann die Abdichtung der Gesichtsmaske Probleme bereiten. Die Kiefergelenke und die HWS können arthrotisch verändert sein und eine endotracheale Intubation erschweren. Durch die Manipulation der arthrotischen HWS erhöht sich die Gefahr einer Rückenmarksverletzung.

11.2.3 Beatmung und Ventilation

Nicht alle Veränderungen der Atemwege und der Lunge geriatrischer Patienten sind auf den Alterungsprozess zurückzuführen. Sie können auch Folge einer chronischen Exposition von Zigarettenrauch und anderen Umwelttoxinen im Laufe des Lebens sein. Der Verlust der respiratorischen Reserven durch Alterung und chronische Erkrankungen erfordert ein engmaschiges Monitoring des Atemsystems bei älteren Patienten. Die Gabe von zusätzlichem Sauerstoff ist obligatorisch; allerdings sollte er vorsichtig eingesetzt werden, da bei manchen geriatrischen Patienten nur noch die Hypoxämie als Atemantrieb wirkt. Die Sauerstoffgabe kann diesen Atemantrieb ausschalten und dadurch eine CO_2-Retention und eine respiratorische Azidose verursachen. Thoraxverletzungen treten in allen Altersgruppen etwa gleich häufig auf, die Mortalität ist bei älteren Patienten höher. Verletzungen des Brustkorbes mit Rippenverletzungen und Lungenkontusionen sind häufig und belasten die Betroffenen mehr.

11.2.4 Kreislauf

Die Alterung des Herzens führt zu einem schrittweisen Funktionsverlust. Für diese nachlassende Funktion gibt es verschiedene Ursachen. Mit dem Alter verringert sich das Blutvolumen, und die Zirkulationsdauer erhöht sich. Das Myokard wird rigider, die elektrophysiologischen Überleitungen werden schwerfälliger und die myokardiale Zellmasse sinkt. Bestimmte Zeichen können nur interpretiert werden, wenn die Vorwerte des Patienten bekannt sind. Normwerte sind nicht für alle normal und können insbesondere bei Älteren abweichen. Medikamente tragen zur Variabilität ebenfalls bei. Ein Blutdruck von 120 mmHg gilt bei Erwachsen als normal, häufig weisen ältere Menschen einen erhöhten Blutdruck auf. Daher können Werte von 120 mmHg systolisch bereits Zeichen einer versteckten Blutung sein, die eine Dekompensation verursacht. Die Herzfrequenz ist bei älteren Traumapatienten ebenfalls ein schlechter Indikator; einerseits kann sie durch Medikamente beeinflusst sein, andererseits kann das Herz-Kreislauf-System bei Älteren nicht mehr adäquat auf Katecholaminausschüttung reagieren. Wenn man solche Zeichen nicht erkennt oder gar verkennt, kann das für den Patienten schwerwiegende Folgen haben.

11.2.5 Neurologischer Status: Schädel-Hirn-Trauma und Rückenmarksverletzung

Das Hirnvolumen verringert sich bis zum 70. Lebensjahr um ca. 10 %. Dieser Verlust wird durch die Zunahme von Liquor ausgeglichen. Zugleich verbindet sich die Dura fester mit dem Schädel. Dieser zusätzliche Raum zwischen Schädelkalotte und Gehirn schützt das Hirn zwar besser vor Kontusionen, verursacht aber gleichzeitig eine Dehnung der parasagittalen Brückenvenen, was sie anfälliger für Scherverletzung macht. Kommt es bei einer Verletzung zu einer Blutung, können sich größere Blutmengen im Subduralraum eines älteren Patienten ansammeln, bevor eine Symptomatik auftritt.

An der Wirbelsäule treten die größten Veränderungen an den Bandscheiben auf, sie verändern ihre Form und Komprimierbarkeit. Durch diese Veränderung verlagert sich das Gewicht, das die Wirbelsäule trägt, stärker auf die Facettengelenke, die Bänder und die paraspinale Muskulatur, was zur Degeneration der Gelenke und zur Entwicklung von Spinalkanalstenosen führt. Dadurch erhöht sich das Verletzungsrisiko der Wirbelsäule und des Rückenmarks.

11.2.6 Entkleiden und Temperaturkontrolle

Haut und Bindegewebe verändern sich mit zunehmenden Alter. Durch diese Veränderungen verringern sich die Fähigkeit der Haut zur Thermoregulation, ihre Funktion als Barriere gegen bakterielle Infektionen sowie das Wundheilungsvermögen. Ältere verletze Patienten müssen vor Auskühlung geschützt werden. Eine Hypothermie, die sich nicht durch Schock oder Entkleidung erklären lässt, sollte an eine andere Erkrankung wie z. B. Sepsis, an eine endokrine Erkrankung oder an pharmakologische Ursachen denken lassen.

11.2.7 Reflexionsfragen

Nach der Beschäftigung mit diesem Kapitelabschnitt sollten Sie folgende Fragen beantworten können:
- Welche Besonderheiten älterer Traumapatienten einschließlich häufiger Verletzungsformen und -muster sowie anatomischer und physiologischer Unterschiede kennen Sie?
- Welche Aspekte der Erstbehandlung schwerer Traumen bei geriatrischen Patienten einschließlich der zugehörigen Schwerpunkte unter besonderer Berücksichtigung der anatomischen und physiologischen Unterschiede zu jüngeren Menschen und deren Bedeutung kennen Sie?
- Welche Faktoren im Zusammenhang mit dem Lebensalter und den Komorbiditäten eines Traumapatienten könnten die Beurteilung einer Schocksymptomatik erschweren?

11.3 Schwangere Patientinnen

Michael Kegel

In der Behandlung von schwerverletzten Schwangeren steht das Behandlungsteam häufig vor der Herausforderung, das Leben der Mutter zu retten und trotzdem dem ungeborenen Kind keinen Schaden zuzufügen. Durch die Lage des Kindes im Bauchraum kommt es außerdem zu Einschränkungen bzw. Veränderungen der physiologischen Körperfunktionen der Mutter.

11.3.1 Veränderungen in der Schwangerschaft

Je nach Fortschritt der Schwangerschaft finden im Körper verschiedene Veränderungen statt:

- Anstieg der Herzfrequenz
- Anstieg der Atemfrequenz
- Atemnot bei leichter Anstrengung
- Neigung zu Ödemen
- Übelkeit, Erbrechen und Reflux von Magensaft (schwangere Patientinnen sind besonders aspirationsgefährdet)
- Erhöhung des Bauchumfanges
- Organverlagerung
- Gewichtszunahme
- Vermehrtes Blutvolumen
- Hormonelle Veränderungen

11.3.2 Grundsätze der Behandlung

Auch wenn man dem ungeborenen Kind einen möglichst geringen Schaden durch die Behandlung zufügen will, gilt Folgendes:

Wichtig
Das Leben der Mutter hat die oberste Priorität. Eine Behandlung darf nicht verzögert oder unterlassen werden, um das Kind zu schützen.

Wenn die Mutter nicht adäquat behandelt wird, wirkt sich das auch auf das Kind aus. Falls die Mutter verstirbt, stirbt das Kind ebenfalls.

Wenn möglich, sollte immer für eine ausreichende Oxygenierung und für einen adäquaten Perfusionsdruck (MAP 80–90 mmHg) gesorgt werden.

Bei Schwangeren gelten die allgemeinen Behandlungsprinzipien wie bei allen anderen erwachsenen Patienten auch.

11.3.3 Vena-cava-Kompressionssyndrom

Dieses Syndrom tritt hauptsächlich in der Spätphase einer Schwangerschaft auf (3. Trimenon). In Rückenlage kann das ungeborene Kind die V. cava inferior so stark komprimieren, dass es zu einer (massiven) Verminderung des venösen Rückflusses kommt. Hieraus resultiert ein Blutdruckabfall bis hin zur Bewusstlosigkeit und einer möglichen Mangelversorgung des ungeborenen Kindes. Sollte keine adäquate Behandlung durchgeführt werden, besteht Lebensgefahr für Mutter und Kind.

Die kausale Therapie besteht in einer Seitenlagerung der Mutter (idealerweise Linksseitenlagerung). Hierdurch wird der Druck von der V. cava genommen und der venöse Rückfluss findet wieder statt. Zur Vermeidung des Vena-cava-Kompressionssyndroms solltenSchwangere nach Möglichkeit immer in einer Linksseitenlage gelagert werden (Abb. 11.5). Sollte dies verletzungsbedingt nicht möglich

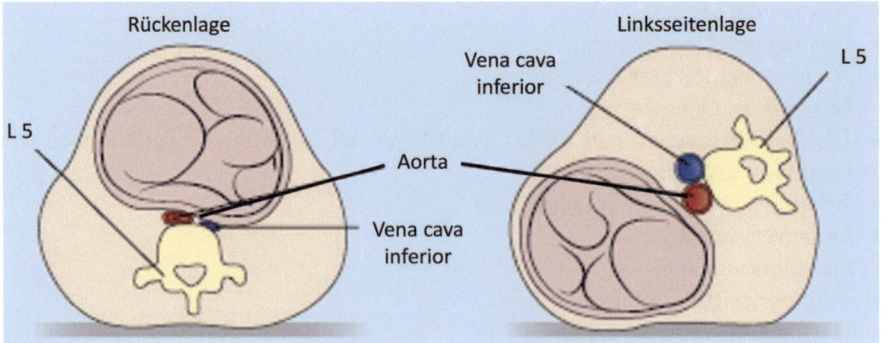

Abb. 11.5 Auswirkung einer Lagerung auf den Rücken und eine Entlastung der V. cava inferior in Seitenlage. (Mod. nach Aust 2017)

sein, muss bei einem Blutdruckabfall auch an das Vena-cava-Kompressionssyndrom gedacht werden und eine Seitenlage unter Beibehaltung der Körperachse durchgeführt werden (z. B. das Spineboard schräg lagern).

11.3.4 Reflexionsfragen

Nach der Beschäftigung mit diesem Kapitelabschnitt sollten Sie folgende Fragen beantworten können:
- Welche Grundsätze gelten in der Versorgung von schwerverletzten schwangeren Patientinnen?
- Was ist das Vena-cava-Kompressionssyndrom und welche Maßnahmen können dies verhindern bzw. müssen zur Therapie eingesetzt werden?

11.4 Jüngere Patienten (Kinder und Säuglinge)

Margot Dietz-Wittstock

2021 wurden 167.000 Kinder >1 Jahr nach einem Unfall stationär in einem Krankenhaus versorgt. Der pädiatrische Notfall ist, gemessen an der Gesamteinsatzzahl im Rettungsdienst, mit einem Anteil von ca. 5 % selten und stellt auch darum eine medizinische wie emotionale Herausforderung dar.

Das Statistische Bundesamt bezifferte die Zahl von nach einem Unfall im Straßenverkehr verstorbenen Kindern in Deutschland im Jahr 2022 auf 51. Die Anzahl der verstorbenen Kinder nach einem Unfall allgemein lag 2021 bei 163 Kindern. Die häufigste Todesursache bei Kindern >1 Jahr ist das Trauma (Abb. 11.6).

Über die Jahre gesehen verlieren erfreulicherweise – auch aufgrund der weiterentwickelten Sicherheitssysteme – immer weniger Kinder ihr Leben im Straßenverkehr. In den 1950er-Jahren wurden noch über 1000 Kinder im Straßenverkehr getötet; die Zahl sank in den 1990er-Jahren auf unter 500 und liegt 2021 bereits das 12. Mal unter 100.

Schon die Ankündigung, dass es sich bei einem eintreffenden Verletzten um ein Kind oder einen Säugling handelt, kann alle in der Schockraumversorgung Beteiligten in eine besondere Stresssituation bringen. Die häufig mangelnde Routine bringt in der Regel Unsicherheiten mit sich, weshalb strukturierte Abläufe, gute Vorbereitung und Teamarbeit sowie frühzeitiges Hinzuziehen von Hilfe und Merkhilfen besonders wichtig sind!

Hilfsmittel bei pädiatrischen Patienten (Kindernotfallband)

▶ Grundsätzlich ist derPatienten (Kindernotfallband Ablauf der Schwerverletztenversorgung bei Kindern gleich dem von Erwachsenen, es gelten dieselben Prioritäten! Aber Kinder sind **keine** kleinen Erwachsenen!

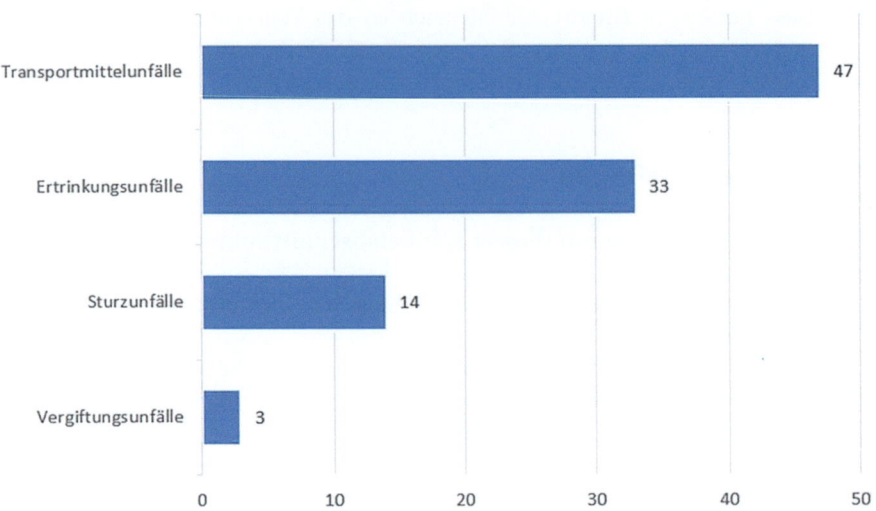

Abb. 11.6 Todesursachenstatistik 2021 von Kindern. (https://www.kindersicherheit.de/fachinformationen/unfallstatistiken.html)

Die spezifischen anatomischen und physiologische Unterschiede bei Kindern müssen zwingend Berücksichtigung finden. Eine geringere Körpergröße hat z. B. bezogen auf den Verletzungsmechanismus einen anderen Einfluss auf die zu erwartenden Verletzungen als bei Erwachsenen. Die unterschiedliche Wahrnehmung von Kindern z. B. in der Abschätzung von Distanzen wird gerade im Straßenverkehr oft fehleingeschätzt.

▶ Zur Versorgung von Kindern der unterschiedlichen Altersgruppen ist eine besondere Ausstattung nötig (Abb. 11.7).

Die Beurteilung von Säuglingen und Kindern ist durch die eingeschränkte Kommunikationsfähigkeit erheblich erschwert. Als Merkhilfe für Kriterien, auf die man achten sollte, hat sich das Akronym TICLS bewährt:

- **T**onus (schlaff, normaler Tonus?)
- **I**nteraktion (Reaktion verlangsamt, schläfrig, keine Reaktion)
- **C**onsolability (Tröstbarkeit, normalerweise lassen sich Kinder nach gewisser Zeit durch die Bezugsperson trösten)
- **L**ook (beobachtet das Kind seine Umgebung?)
- **S**peech (spricht oder schreit das Kind?)

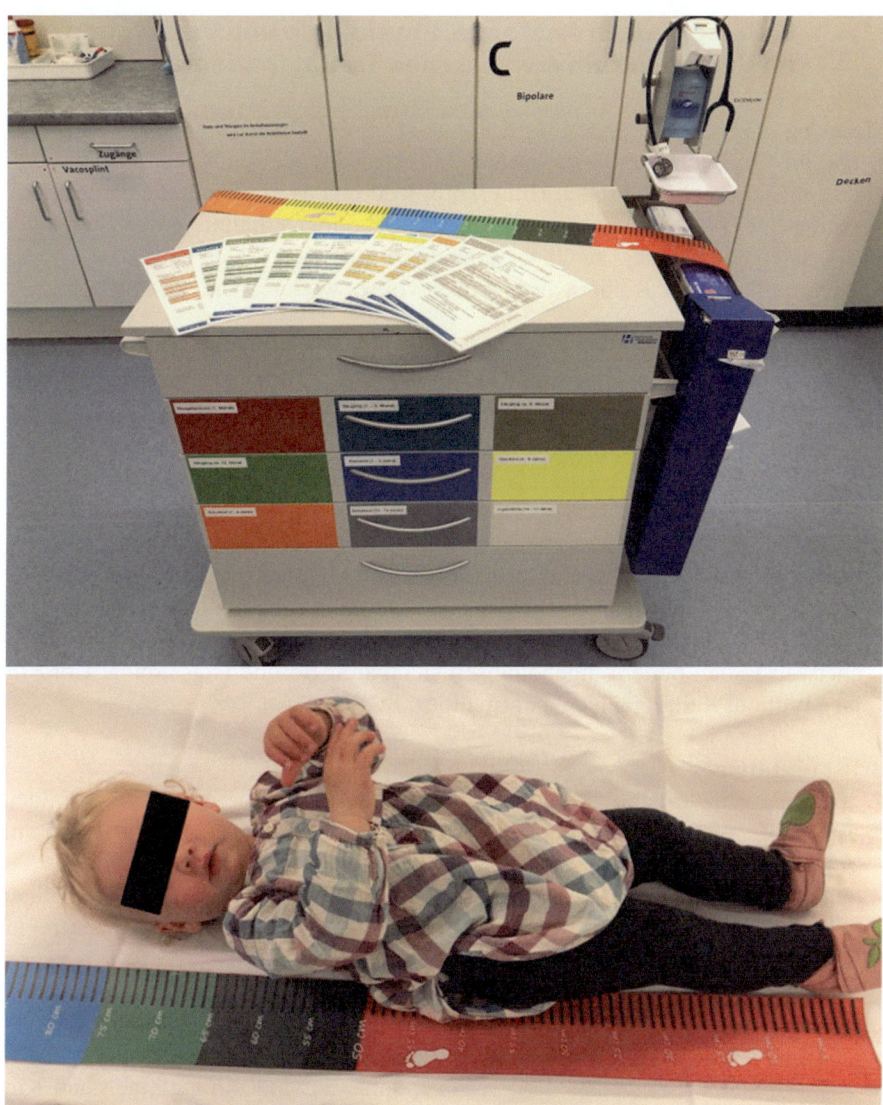

Abb. 11.7 Farbkodiertes Kindernotfallband mit entsprechenden altersadaptierten Notfallkarten und Materialien

11.4.1 Unterschiede in Anatomie, Physiologie und Versorgung im Vergleich zum erwachsenen Traumapatienten

Atemweg
- Die im Vergleich zum Erwachsenen unterschiedlichen kindlichen Proportionen zeigen sich in einem großen Hinterkopf, wodurch es im Liegen leicht zur Inklination der HWS kommt, was – ebenso wie die im Verhältnis große Zunge und die engen Atemwege – zu einer Atemwegsobstruktion führen kann.
- Der Kehlkopf bei Kindern liegt weiter vorne, wodurch die Visualisierung erschwert wird.
- Die Trichterform des Rachens kann dazu führen, dass sich mehr Sekret im hinteren Rachenraum sammelt.
- die TracheavonSäuglingen ist ca. 5 cm lang und erreicht im Alter von 18 Monaten eine Länge von 7 cm.
- Kleinkinder sind in den ersten Lebensmonaten Nasenatmer.

Halswirbelsäule
- Der Kopf eines Kindes ist im Verhältnis zum übrigen Körper größer als bei Erwachsenen, die Halsmuskulatur ist noch wenig ausgebildet. Daher besteht die Gefahr von Flexions-Extensions-Traumen mit Rückenmarksverletzung, möglicherweise auch ohne röntgenologisch sichtbaren Befund (sog. Spinal Cord Injury Without Radiographic Abnormalities, SCIWORA).

Brust und Brustwand
- Kleinere Kinder sind Zwerchfellatmer, sie haben eine wenig ausgebildete Atemhilfsmuskulatur. Somit sind die muskulären Reserven gering, es kommt schneller zur Atemdekompensation.
- Die Brustwand ist dünn und elastisch, Sternum und Rippen sind knorpeliger, wodurch es häufiger zu einer Lungenkontusion ohne assoziierte Rippenfrakturen kommen kann.
- Bei Kindern sind die Zeichen eines Spannungspneumothorax weniger deutlich erkennbar.
- Die im Vergleich zum Erwachsenen kleinere Lunge hat ein geringeres Atemzugvolumen zur Folge. Es variiert bei spontan atmenden Säuglingen und Kindern zwischen 6 und 8 ml/kgKG.

Beatmung und Oxygenierung
- Vor Intubation ausreichende Präoxygenierung
- Altersadaptierte Materialien verwenden (z. B. runde Maske in der Maskenbeatmung, ggf. altersadaptierter Beatmungsbeutel)
- Die häufigste Ursache für eine plötzliche (pulmonale) Zustandsverschlechterung von pädiatrischen Traumapatienten ist ein nicht erkannter dislozierter Tubus (s. DOPE – Kap. 7.6).

11 Besondere Patientengruppen

> **Übersicht**
> Besondere Zeichen einer respiratorischen Insuffizienz bei pädiatrischen Traumapatienten können sein:
> - Einziehungen und Einsatz der Atemhilfsmuskulatur
> - Nasenflügelatmung und vermehrte Anstrengung beim Atmen
> - Blässe oder Zyanose der Haut (spätes Zeichen)
> - Einsatz der Bauchmuskulatur, insbesondere bei der Ausatmung
> - Stridor
> - Keuchen
> - Schnüffelstellung

▶ **Wichtig**
Die häufigste Ursache für eine Bradykardie und einen Herzstillstand bei Kindern ist die Hypoxie/Hypoventilation. Bevor ein Herzstillstand eintritt, kommt es durch die Hypoventilation zu einer respiratorischen Azidose, die häufigste Säure-Basen-Störung in Zusammenhang mit Akutmaßnahmen bei verletzten Kindern.

▶ Ein überblähter Magen kann durch Beatmung mittels Beatmungsbeutel oder Überdruckbeatmung das Atemzugvolumen von Kindern deutlich verringern. Daher wird das frühzeitige Legen einer Magensonde empfohlen.

Kreislauf
- Das Herzzeitvolumen kann bei Kindern nur durch eine erhöhte Herzfrequenz gesteigert werden. Der Blutdruck bei Kindern sinkt erst, wenn sie 30 % ihres Blutvolumens verloren haben. Kinder können also trotz Schockgeschehens noch lange ihren Blutdruck aufrechterhalten.
- Die Fontanelle (eingesunken oder gespannt, pulsierend) kann bei Kleinstkindern einen Hinweis auf den Flüssigkeitshaushalt geben.
- Die häufig noch schwache Bauchmuskulatur kann dazu führen, dass der Bauch von Säuglingen und Kleinkindern hervorsteht. Leber, Milz und Nieren sind ungenügend geschützt, die Organe liegen dichter beisammen, somit kann es leichter zu einer Mehrorganverletzung kommen (Tab. 11.5).

▶ Altersangepasstes Flüssigkeitsmanagement nach hausinternen Standards anwenden.
Wenn möglich, bei kleinen Flüssigkeitsmengen Infusomaten oder Injektomaten verwenden. Gegebenenfalls an eine Teilentleerung von Infusionsflaschen denken, um eine Überinfundierung zu vermeiden.

Bewusstsein
Bei Kindern kommt die altersadaptierte Glasgow Coma Scale zur Anwendung (Tab. 11.6).

Tab. 11.5 Normwerte im Kindesalter

Alter	Gewicht in kg	Größe In cm	Puls pro Minute	Atemfrequenz pro Minute	Blutdruck syst/diast mm/Hg
Neugeborene 1. Monat	3-4	45-50 cm	120-140	40-60	50/25
Säugling 1.-3. Monat	5	50-55	120	30-40	80/50
Säugling ca 6. Monate	7	55-65	120	30-40	80/50
Säugling ca 12 Monate	10	65-76	110-120	30-40	80/50
Kleinkind 1-3 Jahre	10-18	76-92	110	20-25	90/55
Kleinkind 4-6 Jahre	18-25	92-115	100	16-20	110/60
Schulkind 7-9 Jahre	26-35	115-135	95	16-18	110/60
Schulkind 10-14	36-45	135-152	90	14-16	115/65
Jugendliche 15-17 Jahre	ab 50	ab 152	80	12-15	120/70

Tab. 11.6 Glasgow Coma Scale (GCS) für Kinder

Augen öffnen	Spontan	4
	Auf Schreien	3
	Auf Schmerzreiz	2
	Keine Reaktion	1
Kommunikation	Plappern, Brabbeln	5
	Schreien, aber tröstbar	4
	Schreien, untröstbar	3
	Stöhnen oder unverständliche Laute	2
	Keine verbale Reaktion	1
Motorische Reaktion	Spontane Bewegungen	6
	Auf Schmerzreiz, gezielt	5
	Auf Schmerzreiz, normale Beugeabwehr	4
	Auf Schmerzreiz, abnorme Abwehr	3
	Auf Schmerzreiz Strecksynergismen. Keine Reaktion auf Schmerz	2
		1
	Punkte maximal	**15**

Säuglinge haben offene Fontanellen und bewegliche Schädelnähte. Bei erhöhtem Hirndruck ist die Fontanelle über Niveau und die Schädelnähte gehen auseinander.

Besonderheiten von Kindern in Bezug auf die Umgebungsfaktoren
- Die kleineren Körpermaße haben zur Folge, dass bei Unfällen im Verhältnis mehr Kraft auf den Körper einwirkt.

11 Besondere Patientengruppen

- Das größere Verhältnis zwischen Körperoberfläche und Körpermaße bedingt einen höheren Wärmeaustausch mit der Umgebung und beeinträchtigt die Fähigkeit zur Regulierung der Körperkerntemperatur. Außerdem spielt es in der Berechnung der bei thermischen Verletzungen betroffenen Körperoberfläche eine Rolle.
- Über den im Verhältnis großen Kopf von Säuglingen und Kleinkindern kann es zu einem höheren Wärmeverlust kommen.
- Das kindliche Skelettsystem befindet sich noch im Wachstum; dies ist durch flexiblere Knochen mit Epiphysenfugen gekennzeichnet. Flexiblere Kochen brechen nicht so schnell, es kann zu sog. Grünholzfrakturen kommen. Frakturen, die sich in die Epiphysenfugen ziehen, können im Verlauf zu Wachstumsstörungen führen.
- Der kindliche Stoffwechsel läuft im Vergleich zum Erwachsenen intensiver ab. Daraus folgen ein erhöhter Sauerstoffbedarf, eine erhöhte CO_2-Produktion sowie ein erhöhter Verlust an thermischer Energie.

▶ Bei Kindern kommt es schnell zu einer Hypothermie mit möglicher Azidose und Koagulopathie. Somit kommt dem Wärmemanagement eine hohe Bedeutung zu: Es hat einen direkten Einfluss auf das Outcome der Patienten.

11.4.2 Vorbereitungen

- Merkhilfen und altersgerechte Ausstattung vorbereiten und überprüfen.
- Kinderkrankenschwester und Pädiater frühzeitig hinzuziehen.
- Pflegefachkräfte sollten besonderen Wert auf das Wärmemanagement schon in der Vorbereitung des Schockraumes legen.

11.4.3 Lagerung

Die neutrale Ausrichtung der Wirbelsäule wird durch Polstern des gesamten Rumpfes mit einer 2,5 cm dicken Materialschicht erreicht, was dem Freihalten der Atemwege dient (Abb. 11.8).

11.4.4 Ablauf der Schockraumversorgung

▶ Die 1. und 2. Schockraumphase laufen nach gleicher Reihenfolge und mit gleichen Prioritäten wie beim erwachsenen Traumapatienten ab!

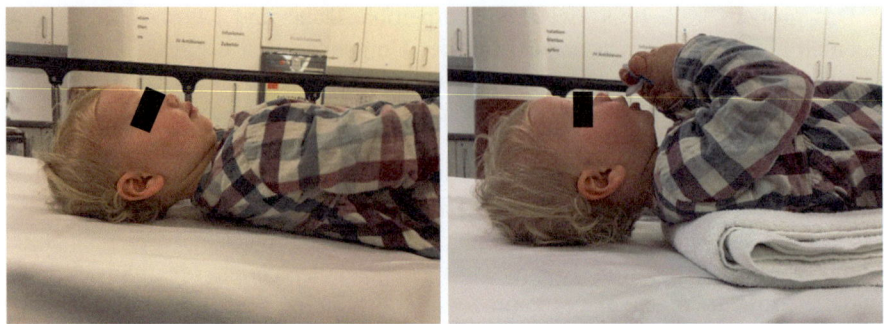

Abb. 11.8 Lagerung von Säuglingen/Kleinkindern. a Lagerung ohne Hilfsmittel. b Unterpolsterte/Lagerung mithilfe eines Frotteetuches

11.4.5 Schmerzmanagement bei pädiatrischen Traumapatienten

Die Beurteilung von Ängsten und Schmerzen beim pädiatrischen Traumapatienten sind eine große Herausforderung. Die altersspezifische Behandlung und Betreuung der Patienten bedürfen qualifizierten Personals.

Zur Beurteilung von Schmerzen bei Kindern im jungen Lebensalter hat sich die KUSS-Skala (Kindliche-Unbehagens-und-Schmerz-Skala) bewährt (Tab. 11.7). Nach der KUSS-Skala besteht ab einem Punktewert von 4 ein Analgesiebedarf!

Zur Schmerzbehandlung bei Kinders steht unter anderem die nasale Applikation von Analgetika zur Verfügung, soweit keine Kontraindikationen wie starke Gesichtsschädelverletzungen o. Ä. dem entgegensprechen (Abb. 11.9).

11.4.6 Kinder und ihre Bezugspersonen

Da Angst mit ihren Auswirkungen einen negativen Einfluss auf die Gesamtsituation des Kindes haben kann, ist es sinnvoll, die Eltern/Bezugspersonen so bald wie möglich in die Versorgung und Behandlung einzubeziehen. Dies sollte aber immer mit Begleitung durch qualifiziertes Personal erfolgen. Dabei bedarf es einer sensiblen Abwägung, wie viel den Eltern/Bezugspersonen zugemutet werden kann und in welchem Maß sich ein Behandlungsteam auf die Anwesenheit der Eltern/Bezugspersonen einlassen kann.

Wenn erwünscht oder erforderlich, besteht in vielen Kliniken die Möglichkeit der Unterstützung durch die Einbindung des Sozial- und/oder Betreuungsdienstes oder auch eines seelsorgerischen Beistands.

Tab. 11.7 KUSS-Skala

Klinisches Bild	Punkte
Weinen	
Gar nicht	0
Stöhnen, Jammern, Wimmern	1
Schreien	2
Gesichtsausdruck	
Entspannt	0
Mund verzerrt	1
Grimassieren	2
Beinhaltung	
Neutral	0
Strampelnd	1
Angezogen	2
Rumpfhaltung	
Neutral	0
Unstet	1
Krümmen, Aufbauen	2
Motorische Unruhe	
Keine	0
Mäßig	1
Ruhelos	2
Summe	

11.4.7 Kindesmisshandlung

Bei Verdacht auf Kindesmisshandlung sollte sensibel vorgegangen werden. Eine Verfahrensanweisung zum Vorgehen bei Verdacht auf Kindesmisshandlung kann eine große Hilfe für die Beteiligten darstellen und sollte allen Mitarbeitenden bekannt sein. Im Falle des Verdachts sollte das Kind keinesfalls mit den Bezugspersonen alleine gelassen werden.

Folgende Kriterien sollten Beachtung finden:

- Formung der Verletzungen
- Mehrzeitigkeit und Gruppierung
- Lokalisation
- Plausibilität des Unfallberichtes

Die S3-Leitlinie zur Kindesmisshandlung bietet einen Leitfaden und Hilfen zur Beurteilung und zum Vorgehen (Abb. 11.10 und 11.11).

Abb. 11.9 Nimm 2. (Aus Gliwetzky et al. 2022)

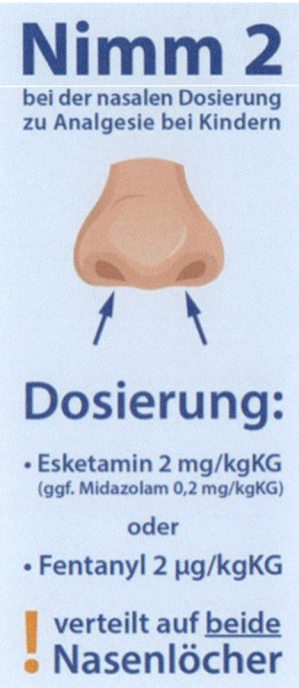

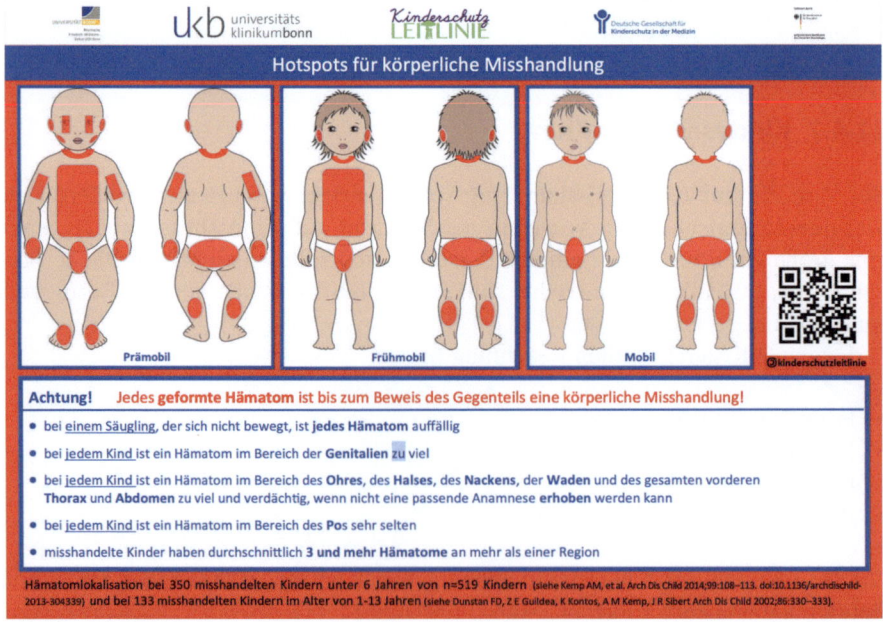

Abb. 11.10 Hotspots von Hämatomen für körperliche Misshandlung. (Aus Kinderschutzleitlinienbüro 2019)

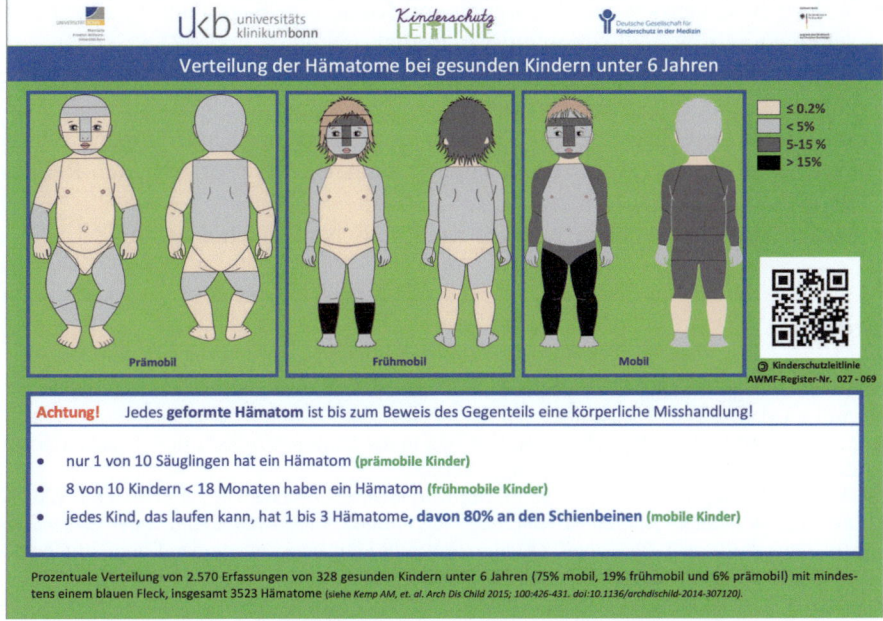

Abb. 11.11 Verteilung von Hämatomen. (Aus Kinderschutzleitlinienbüro 2019)

11.4.8 Der Tod eines Kindes

Auch Kinder sterben trotz optimaler Versorgung an ihren Verletzungen oder an den Komplikationen. Eine solche Situation ist sowohl für die Familie als auch für Betreuungspersonen in der Klinik sehr schwierig. An eine frühzeitige Einbindung von Betreuungsmöglichkeiten sowohl für Angehörige als auch für das Personal sollte gedacht werden.

11.4.9 Reflexionsfragen

Nach der Beschäftigung mit diesem Kapitelabschnitt sollten Sie folgende Fragen beantworten können:
- Welches sind die anatomischen und physiologischen Besonderheiten von pädiatrischen Traumapatienten im Vergleich zu erwachsenen Traumapatienten?
- Welches sind altersbedingt spezifische Verletzungsmechanismen im Kindesalter?
- Welche Besonderheiten gibt es in der Versorgung kindlicher Traumapatienten im Schockraum hinsichtlich Raum, Personal, Material und Vorgehen?
- Warum kommt dem Wärmeerhalt bei pädiatrischen Traumapatienten eine besondere Bedeutung zu?
- Welches sind die altersspezifischen Normwerte von Puls, Blutdruck und Atemfrequenz?

- Welche Besonderheit der Versorgung von Kindern in Bezug auf Krankenbeobachtung und Kommunikation müssen Berücksichtigung finden?
- Welche Kriterien betrachtet die KUSS-Skala und ab welchem Punktewert sollte eine Analgesie angestrebt werden?
- Wie wurde die Glasgow Coma Scale für Erwachsene auf Kinder angepasst?
- Welche Möglichkeiten für einen Zugang können in ihrer priorisierten Reihenfolge gewählt werden?
- Welche Umstände könnten auf eine Kindesmisshandlung hindeuten?

Literatur

American College of Surgeons Committee on Trauma. (2018). *Advanced trauma life support* (10. Aufl.). Urban & Fischer/Elsevier.

Aust, H. J. (2018). Physiologische Veränderungen in der Schwangerschaft. In P. Kranke (Hrsg.), *Die geburtshilfliche Anästhesie*. Springer-Verlag.

Blesken, M., Franke, I., Freiberg, J., Kraft, M., Kurylowicz, L., Rohde, M., & Schwier, F. (2019). *AWMF S3+ Leitlinie Kindesmisshandlung, -missbrauch, -vernachlässigung unter Einbindung der Jugendhilfe und Pädagogik (Kinderschutzleitlinie)*. https://www.awmf.org/leitlinien/detail/ll/027-069.html. Zugegriffen: 22. Apr. 2025.

Bundesarbeitsgemeinschaft für mehr Kindersicherheit e. V. https://www.kindersicherheit.de/fachinformationen/unfallstatistiken.html. Zugegriffen: 22. Apr. 2025.

Canzian, S., Glenn, M., Henn, R., Howard, J., Koestner, A., & Seislove, E. B. (2013). *Advanced trauma care for nurses*. Student Manual. (Unveröffentlichtes Manuskript)

Dannenberg, B. & Wang, N. E. (2022). Das kranke Kind. In M. Dietz-Wittstock, M. Kegel, P. Glien, & M. Pin (Hrsg.), *Notfallpflege – Fachweiterbildung und Praxis*. Springer.

DESTATIS; Statistisches Bundesamt: Kinderunfälle im Straßenverkehr. https://www.destatis.de/DE/Presse/Pressemitteilungen/Zahl-der-Woche/2023/PD23_33_p002.html. Zugegriffen: 22. Apr. 2025.

Deutsche Gesellschaft für Anästhesiologie und Intensivmedizin (DGAI) & Deutsche Interdisziplinäre Vereinigung für Intensiv- und Notfallmedizin (DIVI)(2020): S3-Leitlinie Analgesie, Sedierung und Delirmanagement in der Intensivmedizin (DAS-Leitlinie 2020). https://register.awmf.org/assets/guidelines/001-012l_S3_Analgesie-Sedierung-Delirmanagement-in-der-Intensivmedizin-DAS_2021-08.pdf. Zugegriffen: 18.10.2024

Deutsche Gesellschaft für Unfallchirurgie. (2022). Polytrauma/Schwerverletzten-Behandlung S3-Leitlinie. https://register.awmf.org/assets/guidelines/187-023l_S3_Polytrauma-Schwerverletzten-Behandlung_2023-06.pdf. Zugegriffen: 30. April 2025.

Deutsche Gesellschaft für Unfallchirurgie. (2019). *Weißbuch Schwerverletztenversorgung. Empfehlungen zur Struktur, Organisation, Ausstattung sowie Förderung von Qualität und Sicherheit in der Schwerverletztenversorgung in der Bundesrepublik Deutschland* (3. erweiterte Aufl.). https://www.dgu-online.de/fileadmin/dgu-online/Dokumente/6._Versorgung_und_Wissenschaft/Qualität_und_Sicherheit/2019_DGU-Weissbuch_Schwerverletztenversorgung_3._Auflage_FINAL.PDF. Zugegriffen: 31. März 2022.

Deutsche Gesellschaft für Verbrennungsmedizin e. V. (2025). *Brandverletztenzentren*. https://www.verbrennungsmedizin.de/brandverletztenzentren

Eschenbach, T. (2021). Einschätzung von Kindern: NERDfacts Folge 2/2021

Gliwitzky, B., Olivieri, M., Bathe, J., Landsleitner, B., Hoffmann, F., Hossfeld, B., & Häske, D. (2022). Intranasale Analgesie bei Säuglingen und Kleinkindern. Teil 1 der „glorreichen Sieben" der pädiatrischen Notfallmedizin. *Notfall Rettungsmed 2022, 25,* 53–57. https://doi.org/10.1007/s10049-021-00958-x.

Kellner, P., Eggers, M., & Rachut, B. (2011). Der intraossäre Zugang in der präklinischen Notfallmedizin. Indikation, Equipment und Durchführung. *AINS, 46,* 324–328.

Knacke, P., Rossi, R., Rupp, P., Schnelle, R., & Seekamp, A. (Hrsg.). (2015). *Das Trauma-Buch. Präklinische Versorgung Verletzter* (2. Aufl.). Stumpf & Kossendey.

National Association of Emergency Medical Technicians (NAEMT). (2016). *Präklinisches Traumamanagement. Prehospital trauma life support (PHTLS)* (3. aktualisierte und überarbeitete Aufl.). Elsevier.

Rennekampff, H. O. et al. (2021). *Deutsche Gesellschaft für Verbrennungsmedizin (DGV). AWMF S2k-Leitlinie Behandlung thermischer Verletzungen des Erwachsenen.* https://www.awmf.org/uploads/tx_szleitlinien/044-001l_S2k_Behandlung-thermischer-Verletzungen-des-Erwachsenen_2021-07.pdf. Zugegriffen: 01. Mai. 2025.

Sachs, C., Mailänder, P., Mauss, K. L. M., & Lehnhardt, M. (2016). Erfrierungen. In Lehnhardt et al. (Hrsg.), *Verbrennungschirurgie.* Springer-Verlag.

Schippinger, W., Langsenlehner, U., & Muchar, H. (2013). Somatische Veränderungen im Alter. In Pintar et al. (Hrsg.), *Geriatrische Notfallversorgung. Strategien und Konzepte.* Springer-Verlag.

Schmutz, A., & Bürkle, H. (2017). Anästhesie für die schwangere Patientin. *Anästh Intensivmed, 58,* 30–43. Aktiv Druck & Verlag GmbH

Schuster, S., Singler, K., Lim, S., Machner, M., Döbler, K., & Dormann, H. (2020). Quality indicators for a geriatric emergency care (GeriQ-ED) – an evidence-based delphi consensus approach to improve the care of geriatric patients in the emergency department. *Scandinavian Journal of Trauma, Resuscitation and Emergency Medicine, 28*(1), 1.

Schuster, S. (2022). Geriatrische Notfallpatientinnen und -patienten. In M. Dietz-Wittstock, M. Kegel, P. Glien, M. Pin (Hrsg.), *Notfallpflege – Fachweiterbildung und Praxis.* Springer.

Sogorski, A., & Lehnhardt, M. (2019). Initiales klinisches Management des Brandverletzten. *Notfall und Rettungsmedizin, 22,* 302–312.

Ziegenfuß, T. (2021). *Notfallmedizin* (8. Aufl.). Springer Medizin.

Stichwortverzeichnis

0-9
10 für 10, 33
4 and one more, 65
4 and the floor, 65

A
Abdomen, 25
Alkohol, 110
AMPEL-Schema, 11, 12
Amputationsverletzung, 3
Angst, 13, 140
Antikonvulsivum, 109
Arthrotische Veränderung, 129
Asystolie, 83
ATCN, V
Atemgeräusch, 60
Atemweg, schwieriger, 49
Atemwegsobstruktion, 122
Atemwegssicherung, 37
ATLS, V
Axis, 111
Azidose, 43, 137, 139

B
Bandscheibe, 130
Barbiturat, 109
Beatmung, SHT, 108
Becken, 25
Beckenschlinge, 94
Beckenverletzung, 3
Beck-Trias, 18
Beutel-Masken-Beatmung, 43
Bezugsperson, 140
Blutgerinnung, 72
Blutungszeichen, 66
Brandverletztenzentrum, 124

Breathing, 18
Briefing, 8, 30
Bronchoskopie, 26
Brückenvene, 104

C
cABCDE-Schema, 7, 20
Chemikalie, 124
Chin Lift, 40
Chirurgische Koniotomie, 53
Circulation, 18
Clamshell-Thorakotomie, 86
Closed Loop Communication, 32
Computertomografie (CT), 26
CRM, 9, 35
Crush-Syndrom, 97

D
Debriefing, 30, 32
Dekompression, Thorax, 60
Demandventil, 43
Dens axis, 111
Dermatom, 111
Disability, 19
Diurese, 19, 66, 74, 123
Do not further harm, 94, 96
DOPE, 55
Dura mater, 104

E
eFAST, 18, 19, 77, 116, 122
Einklemmung, 108
Ejektion, 4
Empfehlungsgrade, Schockraumalarmierung, 3

Endotracheale Intubation, 44
Entlastungspunktion, Spannungs-
    pneumothorax, 57
Epidurale Blutung, 104
Erfrierung, 119, 126, 127
    Stadium, 126
Esmarch-Handgriff, 40
Exposure/Environment, 19

F
FAST, 19
Femurfraktur, 128
FFP, 72
Fibrinogen, 73
Flüssigkeitsaustritt, 24
    Ohr/Nase, 24
Fontanelle, Säugling, 137
Foramen magnum, 111
FORDEC, 33
Fraktur, 96
    offene, 96

G
Gefäßzugang, 68
Gerinnung, 73
    Fibrinogen, 73
Gesicht, 24
Glasgow Coma Scale (GCS), Kinder, 137
Glasgow Coma Scale (GCS), 24, 26, 107, 110
Golden Hour of Shock, 1
Grad der Verbrennung, 120
Guedel-Tubus, 41

H
Hals, 24
Hämatothorax, 59
Hämorrhagischer Schock, 65, 67
Handflächenregel, 120
Heiserkeit, 122
Herzbeuteltamponade, 18, 77
Hirndruck, 103
Hirndurchblutung, 103
Hirnhaut, 104
Hirnvolumen, 130
HWS-Immobilisation, 18, 37, 108
Hyperfibrinolyse, 64
Hypothermie, 127
Hypovolämie, 83

I
ICP, 103
Inhalationstrauma, 55, 121, 124
Instabiler Thorax, 3
Intrakranieller Druck, 102
Intraossärer Zugang, 69
Intrazerebrale Blutung, 104
Intubation, endotracheale, 44
I-SBAR-Schema, 10
ITLS, V

J
Jaw Thrust, 40

K
Kammerflimmern, 83
Kapnografie, 45, 48
Kapnometrie, 48
Kardiogener Schock, 77
Kiefer, 24
KIKO-Desaster, 50
Kind, 133
Kindernotfallband, 133
Kindesmisshandlung, 141
Kinematik, 1
Klopfschall, 57
Kochsalzlösung, hypertone, 109
Kohlenmonoxid, 122
Kommunikation, 30
Kompartmentsyndrom, 25, 97
Kompressionssyndrom,
    V. cava, 132
Koniotomie, 44, 52
Kopf, 24
Kreislaufstillstand, 81
KUSS-Skala, 140

L
Larynxmaske, 50
Larynxtubus, 50, 51
Leitlinie Polytrauma/Schwerverletzten-Be-
    handlung, 1
Leitsymptom, 11
LEMON-Konzept, 40
Ligamentum
    cricothyroideum, 53
Log-Roll-Manöver, 101, 115, 116
Lungenkontusion, 56

M
Magensonde, 19
Mannitol, 109
Massivtransfusion, 71
Medulla oblongata, 111
Metabolische Azidose, 64
Mikrozirkulation, 64
Mittelgesichtsfraktur, 42, 105
Monro-Kellie-Doktrin, 102

N
Nervenbahn, 111
Neunerregel, 120
Neurogener Schock, 76, 113, 114
Neurologischer Status, 109
Nexus-Kriterien, 18, 38

O
Opioid, 13

P
Parklandformel nach Baxter, 122
Patientenverfügung, 11
PEA, 83
Penetrierende Verletzung, 3
Perineum, 25
Permissive Hypotonie, 70
PHTLS, V
Pneumothorax, 56
PPSB, 72
Primary Survey, 7
Prostatabefund, 25
    abnormer, 25
Pupillenkontrolle, 24, 26

Q
Qualitätsmanagement, 10

R
Rapid-Sequence-Induktion, 45
Reanimation, beenden, 89
Reanimation, 81
REBOA, 87
Rekapillarisierungszeit, 66
Rektum, 25
Rhabdomyolyse, 97
Röhrenknochen, 4
ROSC, 88

Rückenmark, 111
Rückenmarkverletzung, 112

S
SAMPLER-Schema, 11, 12
Sam-Splint, 95
SBAR-Schema, 10
Schädel, 24
Schädelfraktur, 105
Schädel-Hirn-Trauma, 4, 39, 101
Schienung, Extremitäten, 95
Schmerz, 13
Schmerzmanagement, 13
Schock, 63, 64, 67, 113
    hämorrhagischer, 63, 75
    hypovolämischer, 63
    kardiogener, 76
    neurogener, 76, 113, 114
    septischer, 78
    Stadium, 67
Schockraum, Anmeldung, 8
Schockraumalarmierung, 3
Schockraumalgorithmus, 7
Schockraumphase, 23
    erste, 17
    zweite, 23
Schutzkleidung, 8
SCIWORA, 136
Secondary Survey, 7, 23
Sepsis, 130
SHOT-Akronym, 83
SINNHAFT, 10
S-KIPS-Schema, 94
Skrotalhämatom, 25
Spannungspneumothorax, 56
Spannungspneumothorax, 56, 83
Spinaler Schock, 113
Spinalnerv, 111
Spineboard, 114
Sturz, 4, 128
Subarachnoidale Blutung, 104
Subdurale Blutung, 104

T
Teambriefing, 9
Teamleitung, 29
Team-Time-Out, 33
Tetanusschutz, 124
Thermische Verletzung, 128
Thiopental, 109
Thorakostomie, 84

Thorax, 25
Thoraxtrauma, 56
TICLS, 134
Tod
    Kind, 143
Tourniquet, 68
Trachea, 136
    Kind, 136
Tranexamsäure, 65
Transösophageale Echokardiografie, 26
TraumaManagement®, V
Traumaspirale, 19

U
Übergabe, 7
Unfallmechanismus, 128

V
Vagina, 25

Vena-cava-Kompressionssyndrom, 132
Venenkatheter, 69
    zentraler, 69
Verbrennung, 119
Verbrennungen, 4
Verbrennungstiefe, 120
Verbrennungszentrum, 123
Videolaryngoskop, 50, 52

W
Wärmeerhalt, 19
Weißbuch Schwerverletztenversorgung, 1, 7, 29
Wendel-Tubus, 42
Wertsachen, 11
WHO-Stufenschema, 13
Wirbelsäule, 130
Wirbelsäulenverletzung, 3, 110, 114, 115

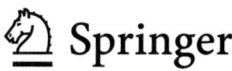 Springer springer.com

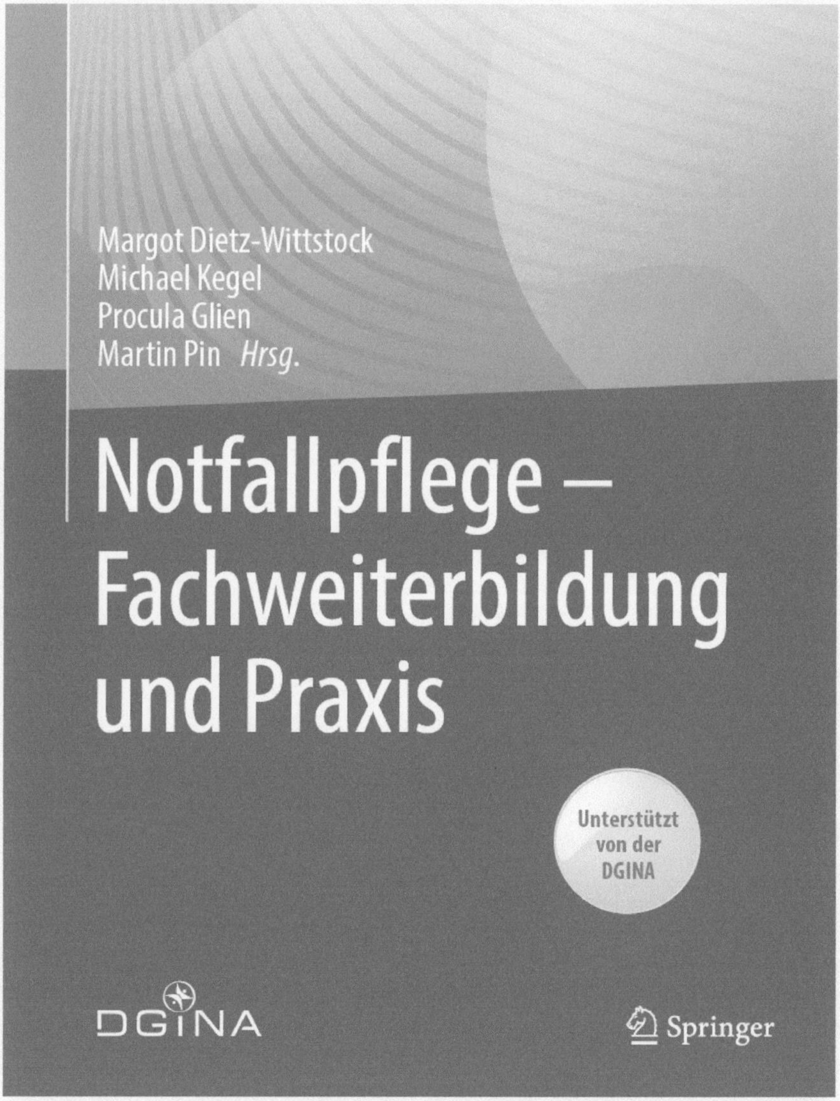

Notfallpflege – Fachweiterbildung und Praxis

Margot Dietz-Wittstock
Michael Kegel
Procula Glien
Martin Pin *Hrsg.*

Unterstützt von der DGINA

Jetzt bestellen:
link.springer.com/978-3-662-63460-8

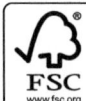

MIX
Papier aus verantwortungsvollen Quellen
Paper from responsible sources
FSC® C105338

If you have any concerns about our products,
you can contact us on
ProductSafety@springernature.com

In case Publisher is established outside the EU,
the EU authorized representative is:
**Springer Nature Customer Service Center GmbH
Europaplatz 3, 69115 Heidelberg, Germany**

Printed by Libri Plureos GmbH
in Hamburg, Germany